Orbis

Devi Kamala

Tantra Sex

Die modernen Liebestechniken des Ostens

ORBIS VERLAG

Titel der Originalausgabe: Kamala Devi, The Eastern Way of Love
Tantric Sex and Erotic Mysticism
Originalverlag: Simon and Schuster, New York
Aus dem Amerikanischen übertragen von Maria J. Griesser
Illustrationen: Peter Schaumann

Sonderausgabe 1990 Orbis Verlag für Publizistik GmbH, München
Gesamtherstellung: Mohndruck Graphische Betriebe GmbH, Gütersloh
ISBN 3-572-06329-9

Inhalt

Was ist Tantra? Tantra ist Ekstase 7
Ein geheimes Tantra-Sex-Ritual 19
Yoga-Übungen zur Steigerung der sexuellen Freude 29
Meditation: Dhyana 40
Techniken, mit denen die Räder in
Schwung gehalten werden 52
Die verschiedenen Stellungen der Ekstase 81
Die feine Kunst, die Ekstase zu verlängern 119
Liebe im 20. Jahrhundert 122
Liturgie für ein Gruppensex-Ritual 125
Liebeskraft für ein ganzes Leben 146
Erotische Übungen 158
Erotische Geschichten und Spiele 161
Schlafen Sie mit dem Kopf im Schoß Ihrer
Yidam-Phantasien 171
Zum Schluß 174
Glossar 190

Was ist Tantra? Tantra ist Ekstase

Tantra ist ein indischer Kult, der Hinduismus, Buddhismus und Dschainismus wesentlich beeinflußt und Spuren in ganz Asien hinterlassen hat. Heute erobert dieser Kult die westliche Welt als eine Methode, die den Menschen aus seiner Bindung an die äußere, materielle Welt löst und ihn auf seine inneren psychischen Kräfte zurückführt.

Tantra führt über verschiedene Praktiken, zu denen vor allem die sexuelle Vereinigung gehört, zu innerer Erleuchtung und Erlangung höchster Glückseligkeit.

Tantra ist ein Kult der Ekstase, eine persönliche Religion, die mehr auf der mystischen Erfahrung der Freude als auf festen Dogmen basiert. Sexualität ist göttlich für einen Tantriker; sie ist kraftgebend und lebenspendend. Der Beischlaf wird als ritueller Akt vollzogen und als Muster göttlicher Verehrung und Seligkeit angesehen.

Tantrische Kunst, Literatur und religiöse Rituale verherrlichen die Sexualität. Tantriker sind anti-asketisch, sie bejahen das Leben und suchen ausdrücklich die ›Vergnügungen des Lebens‹. Tantra verlangt nicht, daß wir uns aller Genüsse enthalten, unser Fleisch zügeln sollen, sondern sagt vielmehr: »Treibe dein Vergnügen zur höchstmöglichen Potenz und benutze es dann als einen geistigen Raketentreibsatz.« Tantriker lehren die Entdeckung des Göttlichen durch Ausströmen, Entladung des ganzen Menschen. Sie benützen alle Sinne, den Geist und die Seele, um mystische Höhen zu erreichen.

Tantriker bejahen die Sexualität, denn sie glauben, daß im ›Maithuna‹-Ritual, in der sexuellen Vereinigung, der Mensch der Seligkeit, der Vereinigung mit dem Göttlichen, am nächsten kommt. Gemäß dem orthodoxen Tantra erlaubt ein erfolgreiches ›Maithuna‹-Ritual eine Vereinigung des individuellen Selbst mit dem kosmischen Selbst. Der Tropfen wird eins mit dem Ozean, wie sie sagen.

Die Praxis des Tantra ist von Mensch zu Mensch, von Land zu Land, von Epoche zu Epoche verschieden. Doch jeder Anhänger widmet sich der Meditation und Ritualen, die alle Sinne einschließen, um den Zustand der spirituellen Seligkeit zu erlangen.

Tantra ist keine Lehre, über die man in Büchern nachlesen kann, obwohl es zahlreiche Sanskrit-Lehrbücher, die Tantras, gibt. Diese Texte bestehen aus Anleitungen zum Handeln. Tantra muß gelebt werden, um voll verstanden zu werden. Es verspricht, das Leben zu erweitern, das normale, menschliche Bewußtsein in die Transzendentale Weisheit und Große Vitalität zu verwandeln und höchste sexuelle Erfüllung zu verleihen.

Tantra unterscheidet sich von den anderen Religionen und philosophischen Lehrgebäuden darin, daß es die persönliche Erfahrung der Freude in den Vordergrund stellt. Fast alle Religionen lehren, um eine höhere Realität zu erreichen – seien es nun Platos Ideen oder das himmlische Königreich –, müßten wir unseren weltlichen Vergnügungen entsagen. Dafür wird eine Belohnung in einer besseren, jenseitigen Welt versprochen, die keiner je gesehen hat. Etablierte Religionen legen Gesetze fest, die befolgt werden müssen, ohne Rücksicht auf unsere Wesensart oder unsere Lebensumstände. Ein Tantriker aber weiß: keines Menschen Blut fließt im Abstrakten – tantrische Mystik basiert auf dem Konkreten.

Ein Tantriker weckt alle Energien in seinem Körper, seinen Gefühlen und seinem Geist, um so der Erleuchtung näherzukommen. Die Erleuchtung ist ein Zustand, in dem wir die Wahrheit über den Ursprung der Dinge und der Menschen klar erkennen. Tantra sagt: »Wenn du die Dinge tust, die Tantrikas entdeckt haben, wirst du in der Lage sein, die Wahrheit über dich und deine Welt herauszufinden, ebenso unmittelbar, wie du eine Straße erlebst.«

Mystische Erfahrung ist den meisten westlichen Menschen

fremd. Alle Mystiker beschreiben gewisse gemeinsame Elemente, wenn sie über ihre Erfahrungen berichten, sei es nun der Hinduist Shankara, der Moslem al-Ghazali, der Quäker Rufus Jones oder die katholische Heilige Teresa von Avila. Der mystische Zustand läßt sich kaum in Worten ausdrücken. Doch jemand, der dieses innere Erlebnis erfahren hat, wird sagen: »Ich weiß.«

Tantra lehrt, daß dieser höchste Zustand – ›Samadhi‹ genannt – allen ernsthaften Suchern zugänglich ist, und gibt Anweisungen, wie man ihn erreichen kann.
Samadhi ist ein kurz währender passiver Zustand, in dem man den eigenen Willen schwinden fühlt, so, als ob man von einer höheren Kraft ergriffen und gehalten würde. Die Erfahrung ist kurz, die Wirkung jedoch bleibend: Man strebt danach, ein anderer, ein besserer Mensch zu werden. Jenseits des normalen menschlichen Verstandes wird man sich der Wahrheit bewußt, von einer Ahnung der Ewigkeit erfaßt. Man verliert alle Befangenheit und fühlt die Einheit mit dem Göttlichen und dem Kosmos. Es gibt kein Verlangen mehr, der Mystiker ist über das Chaos des Alltags erhoben und erfüllt von Frieden, Ruhe und einem Gefühl der Zeitlosigkeit.

Die meisten Mystiker lehren, der Sucher müsse ›geläutert und befreit von der Macht der sinnlichen Begierde‹ sein (al-Ghazili). Der Psychiater und Forscher Wilhelm Reich dagegen behauptete, mystische Erfahrung sei Sublimierung oder Spiegelbild der vollen sexuellen Erfahrung.

Dem Tantriker gelingt es, mit Hilfe sexueller Energie und spiritueller Vorbereitung, eine intensivere mystische wie auch sexuelle Erfahrung zu erleben.

Leider ist hierzulande wenig bekannt, daß Indien auch eine Tradition der Lebensbejahung und Sinnenfreude besitzt. Für uns bedeutet indische Mentalität passive Hinnahme des Leidens, lebensferne Philosophie und Furcht vor der Realität. Die im Westen lehrenden Gurus sind gewöhnlich unverheiratete Swamis und verlangen den gleichen Stand von ihren Anhängern. Sie ziehen sich von den sinnlichen Freuden zurück, denn sie betrachten die Realität als ein leeres Nichts, die Welt als Schein und Sinnestäuschung und das tägliche Leben als eine wertlose Last.

Aber berauben wir uns, wenn wir die Sinne so verleugnen, nicht der Erfahrung, die wir für Selbsterkenntnis und Überleben brauchen, von Freude ganz zu schweigen? Indiens frühe Tantriker dachten so: sie erkannten klar Wert und Köstlichkeit der Welt, die sie sahen, hörten und fühlten. Gesundheit und Glück waren ihr körperliches und geistiges Ziel.

Anstatt die Dinge auf Zahlen und Formeln zu reduzieren, die das Leben im Keim ersticken, hat im Tantra die alltäglichste Handlung eine Bedeutung. Das Atmen wird verherrlicht als ein nichtausgesprochenes Mantra oder Gebet, »Ham sa, Ham sa.«

Wie Tantra lehrt, sind wir eins mit dem Göttlichen, mit dem Kosmos, und zwar hier und jetzt in jeder Tätigkeit. Wenn wir das erkennen, wird jede natürliche Handlung, auch im Bereich des Animalischen, zu einem religiösen Ritual.

Hier ist nicht der Raum für eine erschöpfende philosophische Analyse des Tantra. Die sei den Weisen überlassen, ist doch unser engeres Thema nicht gerade leicht zu erschöpfen. Tantrische Schulen existieren sowohl im Hinduismus als auch im Buddhismus. Es gibt geringe Unterschiede in symbolischer Bedeutung und Glaubensinhalten; einige Kulte entarten in Magie, ja sogar in Vampirismus. Andererseits existieren auch einige asketische Tantriker, aber die seien nur am Rand erwähnt. Es gab einmal eine Zeit, da nahmen in Tibet tantrische Nonnen junge Männer vorübergehend in ihre Klöster auf, um durch den Empfang von deren sexuellen Energien die eigenen wieder neu zu beleben. Dies geschah gewöhnlich nur indirekt durch Übertragung kaum wahrnehmbarer Schwingungen, durch einen bestimmten Vorgang, der Meditation, Atmung und Phantasie mit einschloß und ›geistige Umarmung‹ genannt wurde. Gemeinsam ist allen Schulen jedoch, daß sie die mystische Erfahrung als das letzte Ziel des Menschen ansehen und anstreben.

Keiner weiß, wann Tantra eigentlich begann. Erste Spuren begegnen uns in den männlichen und weiblichen Sexualsymbolen archäologischer Funde und in den Liebesgedichten der ältesten indischen Dichtung. In einer der Upanischaden, die etwa um das Jahr 1000 v. Chr. geschrieben wurde, beginnt die Geschichte der Schöpfung mit der Sehnsucht Gottes nach Vergnügen: »Zu Anfang der Welt war das Selbst allein in Gestalt einer Person. Als er um sich sah, erblickte er nichts als sich selbst. Wahrlich, er hatte keine Freuden. Er wünschte ein Zweit. Wahrlich, er war so umfassend wie ein Mann und eine Frau in inniger Umschlingung. Er veranlaßte das Selbst in zwei Teile zu fallen. Daher kamen Gatte und Gattin. Er paarte sich mit ihr. ... Daher stammt die Schöpfung.«

Der Anhänger der Tantra wird Tantriker (Sanskrit: Tantrika) genannt. Die Tantras sind eine Art Lehrbücher mit Dialogen zwischen dem Gott Shiva und seiner Göttin-Gemahlin oder Shakti, Parvati.

Undogmatisch und tolerant haben die Tantriker die besten Ideen und Praktiken ihrer Zeit aufgenommen, auf ihnen aufgebaut und sowohl Mytuk als auch erotische Praktik einer neuen Blüte zugeführt. Das große Tantraraja-Tantra versuchte eine Synthese der indischen Religionen. Da ein Tantriker ein Suchender ist, ist er allem, auch der modernen Wissenschaft gegenüber aufgeschlossen.

Neben dem Hinduistischen gibt es ein Buddhistisches Tantra. Dies war die letzte Form des Buddhismus, der in Indien entstanden war und neben Hinduismus und Dschainismus blühte. Der Buddhismus, der sich zunächst nur mit Philosophie und Ethik befaßt hatte, zerfiel im ersten Jahrhundert in zwei Gruppen. Das ›Hinayana‹ – das kleine Fahrzeug – hielt weiter an den ursprünglichen asketischen Lehren fest und kannte keinen Glauben an Götter. Das ›Mahayana‹ – das große Fahrzeug – nahm einige Elemente des Hinduismus auf und schloß die Verehrung von Göttern und Göttinnen sowie den Glauben an Bodhisattvas ein – Wesen, die selbstlos ihr eigenes Heil hintansetzen, um anderen zu helfen. Tantra entnahm seine symbolische Mythologie diesem Mahayana-Zweig des Buddhismus sowie dem Hinduismus.

Tantra entlehnte auch stark vom Yoga und übernahm dessen Doktrin von der Einheit des Individuums mit dem Kosmos und dem höchsten Sein. Um dieses erhabene Gefühl zu erreichen, praktizieren die Schüler Yogamethoden: Atemkontrolle, Yogaübungen, Meditation und Gesänge, sogenannte Mantras.

Seinen Höhepunkt erreichte der tantrische Lebensstil in Indien um das 11. und 12. Jahrhundert. Während Europa im tiefsten Mittelalter lebte und Gedanken und Kunst auf das Leben nach dem Tode konzentrierte, feierte Indien die Freuden dieser Welt, besonders die sexuelle Lust. Die wenigen erhalten gebliebenen tantrischen Tempel in Indien zeigen im vollen Sonnenlicht ihre Götter in zahllosen Stellungen der sexuellen Vereinigung. Für die Gläubigen sind diese erotischen Darstellungen ebenso heilig wie Notre-Dame für uns. Zu eben ebendieser Zeit wurde auch der Krishna-Kult in das Tantra aufgenommen, der bedingungslose Hingabe an die Liebe predigt. Aber Tantra herrschte in Indien nur kurz. Es erschien den orthodoxen Vertretern der Religion zu revolutionär. Während der langen Geschichte Indiens waren die Tantriker meist gezwungen, im geheimen zu beten und zu lehren, und das machen sie auch heute noch. Tantrische Glaubensformen, Glaubensfreiheiten, standen stark im Widerspruch zu den Praktiken des Hinduismus. Tantra haßte die Tradition der Askese, die den Menschen ermahnte, zu fasten, sich von Frauen zurückzuziehen und den Körper zu kasteien. In einer tantrischen Sage meint die Göttin: »Meine Verehrung ist ohne Strenge, Einschränkung und Schmerz.«

Viele tantrische Praktiken, wie Gruppensex-Ritual, Sex mit menstruierenden Frauen, Essen von Fleisch, verletzten gröblich die traditionellen hinduistischen Sitten. In dem strengen Kastenwesen Indiens galt selbst der Schatten eines Unberührbaren, eines Mitglieds der niedersten Kaste, als beschmutzend. Die Tantriker aber vereinigten sich in ihren Ritualen sexuell oft mit einer Unberührbaren und nannten sie Göttin. Diese Praktiken haben sie auch entwickelt, um zu schockieren, die konventionellen Regeln des Anstandes zu verletzen und dem einzelnen zu helfen, sich von den gesellschaftlichen Zwängen zu befreien. Eine junge Prinzessin brachte Tantra nach Nepal und Tibet, wo es in den Gesängen des Lamaismus verehrt und symbolisch in den prächtigen Yab-Yum-Figuren dargestellt wurde. Yab-Yum bedeutet Vater-Mutter. Diese Figuren zeigen einen Gott, der sich stehend, sitzend oder in kosmischem Tanz verzückt mit einer Göttin vereinigt. Hier wird die tantrische Idee sichtbar, daß der Dualität eine Einheit zugrunde liegt. Das Paar ist das vollständige Eins, das verehrt wird, und das die Einheit des Kosmos verkörpert. Die Tantriker betrachteten Sexualität als ein metaphysisches Geheimnis, das durch irdische Vergnügen den Menschen ahnen läßt, mit welcher Freude ihn die Große Befreiung erfüllen wird.

Diese sexuelle Betrachtung des Kosmos durchdringt die tantrische Kunst. Die Prinzipien des Tantra sollen sogar, wie einige Gelehrte behaupten, der Urquell aller indischen Kunst sein. Der Krishna-Kult inspirierte indische Künstler, einige der besten Dichtungen und Miniaturmalereien leben aus Min. Tantrische Kunst, von den mächtigen Bronze-Yab-Yum-Figuren bis zu den farbenprächtigen symbolischen Gemälden, die den Kosmos darstellen, kann auf verschiedenen Stufen und unter verschiedenen Gesichtspunkten betrachtet werden. Farben haben eine Bedeutung: Weiß symbolisiert den Kern des Seins, Rot ist der Wunsch, der zum Entwerfen und Gestalten drängt.* Die mystischen Diagramme, Yantras genannt, sind phallische Symbole.

Auch Töne haben eine Bedeutung. Die mystische Kernformel der Buddhisten ›Om mani padme hum‹ (›Das Juwel ist

* Einige Wissenschaftler, wie Phillio Rawson, sehen die Farbe Rot als Sinnbild des Menstruationsblutes, die Farbe Weiß als das des männlichen Samens an.

in der Lotosblüte‹) hat eine sexuelle Bedeutung: der Bodhisattva hat sich mit seiner Gemahlin vereinigt. (Mani bedeutet sowohl Juwel als auch phallisches Prinzip, padme bedeutet Lotosblüte und weibliches Geschlechtsorgan. Om ist der zentrale Laut der Erleuchtung, und hum ist der Laut der Macht, der das Mantra zur Verwirklichung zwingt.)

Tantra war der Frauenbewegung zuvorgekommen; die Frau wurde als eine gleichwertige, wenn auch wesensverschiedene Kraft betrachtet. Hinduistische Yab-Yum-Figuren zeigen die Göttin oder Shakti, wie sie eine passiv bleibende männliche Gottheit umarmt. Sie symbolisiert Aktivität oder Energie, er repräsentiert Intelligenz. Buddhistische Statuen und Bilder dagegen zeigen eine passiv bleibende weibliche Gottheit, die Weisheit, und einen aktiven männlichen Gott, das Mitleid oder die Nächstenliebe. In beiden Fällen wird dem weiblichen Prinzip mindestens die gleiche Bedeutung wie dem männlichen beigemessen. Eine wichtige Komponente tantrischer Symbolik ist die Darstellung des männlichen Elementes in der Frau und des weiblichen im Mann. Viele Ikonen aus Bronze oder Stein zeigen Shiva als Zwitter, halb Mann und halb Frau. Der traditionellen stereotypen Enge der sexuellen Einschichtigkeit und Identität wird eine neue Dimension hinzugefügt, indem jedes einzelne Individuum seine eigene Doppelgeschlechtlichkeit, Männlichkeit und Weiblichkeit zugleich erkennt und realisiert. Das Ziel dabei ist, zu akzeptieren, daß du in dir selbst ein vollständiges Wesen bist, Mann und Frau in einem. Du bist ein Gott. Die meisten Religionen der Welt stellen sich Gott als männliches Wesen vor. Viele pflegen phallische Kulte. Für Tantra ist die weibliche Form Gottes gleichwertig, oft sogar vorrangig. Daher spielt die Frau im Tantra eine entscheidende Rolle. Sie ist die Trägerin der weiblichen Energie, die in der tantrischen Vorstellungswelt eine zentrale Stellung einnimmt. Tantra lehrt, der Mensch sei am stärksten dem weiblichen Prinzip der Schöpfung verbunden. Das Männliche scheint in gewissem Sinne unfaßbar und entrückt, während das Weibliche tätig wirkt und ununterbrochen etwas durch uns oder für uns hervorbringt. In der rituellen Praktik kann der männliche Tantriker Fortschritte nur durch Zusammenarbeit mit Frauen machen. Mann und Frau müssen sich beständig vervollkommnen und einander ergänzen. Der Liebesakt ist ein Abbild des göttlichen Ur-Aktes, und je kunstgerechter und vollkommener er ausgeführt wird, um so näher kommt er diesem.

Einige Sekten verehren nur eine Göttin, die das All repräsentiert. Für die Kaulas besteht die ganze Welt aus dem Körper der Göttin. Sie ist die schöpferische Kraft, die in endlicher Folge Gestalten aus sich, aus dem Gewebe ihres eigenen Körpers hervorbringt.

»Gott ist ein Einziges, aber die Menschen geben Gott viele Namen«, so beginnt eine tantrische Hymne. Und die Namen sind wie Dichtungen: Shiva, Vishnu, Brahman, Kali, Kamala, Durga, Chitrini, Kundalini, Sarsvati und so weiter. Tantrische Gottheiten können als Realität oder als Symbole, die psychologische Wahrheiten andeuten, betrachtet werden.

Das tantrische Weltbild ist monistisch, der Tantriker glaubt an die Einheit des Seins, alles Seiende ist für ihn auf ein einheitliches Prinzip zurückzuführen, das er ›Prana‹ oder kosmische Energie nennt. Er teilt das Sein nicht in Materie und Geist, wie die dualistische jüdisch-christliche Tradition dies tut. Tantrische Grundprinzipien laufen in mancher Hinsicht wissenschaftlichen Theorien unseres Jahrhunderts verblüffend parallel. Die Tantriker haben eine Atomtheorie und kühne Konzepte von Raum und Zeit entwickelt und die Welt als Energie definiert.

Tantra lehrt, das Grundlegende, das letzte, höchste Prinzip sei in allen lebenden Dingen gegenwärtig, ob wir es nun Energie, Wahrheit, Weisheit, Brahman, Buddha, Gott oder sonstwie nennen.

Der Tantriker lernt, das Wissen, die Erkenntnis sowohl in sich selbst wie auch in der Welt um sich zu suchen. Das ist die innere Vision des Tantra, zusammengefaßt in dem Vishvasara Tantra: Der Tantriker kennt keine Teilung zwischen Körper und Geist, Energie und Materie, Wirklichkeit und Erscheinung, Mikrokosmos und Makrokosmos.

Ramakrishna, der Religionslehrer des 19. Jahrhunderts, neigte tantrischen Ideen zu. Nach seinen Worten sollten wir, um die Beziehung zwischen dem grundlegenden Prinzip und dessen Manifestation zu erklären, an die Sonne denken. »Ihr könnt nicht die Sonnenstrahlen ohne die Sonne erfassen, noch könnt ihr die Sonne ohne ihre Strahlen erfassen ... Man kann sich das Absolute nicht ohne das Relative, noch das Relative ohne das Absolute denken ... Die göttliche Urkraft ist immer spielend am Werk. Sie schafft, erhält und zerstört gleichsam im Spiel.«*

Die letzte Zeile zeigt, daß die Tantriker dem Problem des Bösen und des Leidens direkt ins Auge sehen. Krankheit, Hungersnot, Gewalttätigkeiten, Krieg und Tod sind unumgängliche Etappen im Prozeß der Schöpfung, und niemand kann ein erfolgreicher Tantriker sein, der nicht dieser Realität ins Gesicht sieht. Tantrische Gottheiten wie Shiva oder Kali werden oft in ihren schrecklichen, zerstörerischen Aspekten gezeigt. Sie sind abscheulich, aber man muß sie deshalb nicht weniger lieben. Trotz alledem lehrt Tantra, alle von uns könnten die Fähigkeit zu einer intensiven inneren Freude entwickeln, ganz gleich wie die Umstände sind.

Tantra ist eine Quelle des unglaublichen Optimismus, aus dem die indische Gedankenwelt lebt. Das strahlende Licht der letzten Realität ist immer gegenwärtig wie das Licht der Sonne. Diese Realität ist zwar durch Wolken der Unwissenheit verdeckt, doch der Mensch braucht sie nur zu durchstoßen.

So lehren uns die Tantras zu denken: »Ich bin jenseits allen Schmerzes und Leidens, meine wahre Natur ist ewige Befreiung.« In vielen Fällen bewahrt diese positive Einstellung vor

* Zitat aus Zimmer, Heinrich: Philosophies of India. Princeton University Press 1969, S. 564

Schaden oder Leid. Einige Lamas können mit Hilfe ihrer psychischen Energie ihre Körpertemperatur so weit steigern, daß sie den tibetanischen Schneestürmen widerstehen.

Aus den Tantras können wir viel über die Erforschung der überrationalen Kräfte des Geistes lernen. Tantriker schätzen Wissen und Erfahrung, die aus vernunftgemäßer Logik oder praktischer Wissenschaft stammen, nicht gering ein. Aber sie erforschen vor allem das Reich, das jenseits des normalen Bewußtseins liegt. Sie wissen, ›dem Bewußtsein des Menschen sind keine festen Grenzen gesetzt‹. ›Tan‹ kommt aus dem Sanskrit und bedeutet ›erweiternd‹. Wir alle können unseren Horizont erweitern, und Tantra lehrt uns, wie: durch Meditation, Atemkontrolle, Yoga, Kunst, Sexualität, gewisse Drogen, rituelle Hilfsmittel, die alle Sinne mit einschließen (wie Yantras und Mantras), durch die Liebe und durch eine starke Bindung an das Leben.

Westliche Menschen interpretieren oft das tantrische Ziel des Nirwana falsch. Freud hielt es für den Todestrieb, aber er irrte sich. Das tantrische Nirwana bedeutet nicht Auslöschen oder Tod, sondern Befreiung durch Weisheit und vollkommene Erleuchtung. So kann Nirwana schon hier auf Erden erreicht werden. Es bedeutet einen leidfreien Zustand, der jedem zugänglich ist.

Tantriker entwickeln den Geist und entfalten dessen Kräfte durch Übung, durch Pflege des Körpers und des Geistes. Der Anhänger wird aufgefordert, die höchste Weisheit in sich und der Welt des Alltags zu finden. Er erlangt Nirwana oder Befreiung nicht, indem er seine Leidenschaften ignoriert oder pervertiert, wie andere Formen des Buddhismus, Hinduismus und fast alle Weltreligionen nahelegen, sondern indem er sie täglich leben und fruchtbar werden läßt, sie entwickelt und verfeinert.

Die Tantriker fördern die sexuelle Erfahrung, kultivieren die sexuelle Energie des Menschen als eine positive Kraft. Moderne Vertreter der Freudschen Linken sprechen die Sprache des Tantra. Wilhelm Reich und Herbert Marcuse glauben, daß durch eine Unterdrückung der Lebenskraft (Libido) die latenten Kräfte der Zerstörung und des Todes freigesetzt werden. Die Tantriker verbinden die Sexualität des Menschen mit der Energie des Kosmos. Sie entlarven das wahre Gesicht des ›sexuellen Geizes‹ und die Praktiken jener, welche die Libido unterdrücken und den menschlichen Körper als gefügiges Instrument allein der Arbeit und Produktion mißbrauchen, uns wie Arbeitspferde zu kastrieren versuchen.

Tantriker lernen ihre sinnlichen und emotionalen Kräfte nutzbar zu machen und zu erweitern, die Praxis einer verinnerlichten Ekstase zu beherrschen. Diese beginnt mit dem potentesten, dem geschlechtlichen Akt.

Der Tantriker liebt mit dem Fleisch, mit Körper und Geist zugleich. Tantra weiß, daß wir die Einheit des Universums nicht durch den Willen oder Intellekt finden können, sondern nur durch Erfahrung. In dem im folgenden Kapitel beschriebenen Panchatattva-Ritual erscheint die sexuelle Vereinigung als leidenschaftliche metaphysische Erfahrung der Einheit. Tantra handelt von Liebe, und Liebe bedeutet Fürsorge für den eigenen Körper wie für die gesamte Menschheit.

Das ist das tantrische Ja zum Leben. »Der Mensch wird befreit, indem er die süßen Früchte der Welt zu sich nimmt.«

Im Tantra lastet kein Sündendogma auf dem Menschen. Es gibt keine ewige Verdammnis. Der Mensch zahlt für seine Fehler gewöhnlich hier auf Erden, die Wiedergutmachung ist ihm aufgetragen, seine Erlösung liegt in seinen eigenen Händen. Eine Handlung ist nicht an sich gut oder böse, sondern nur im Gesamtzusammenhang gesehen, da es immer Umstände gibt, die ›absolute‹ Regeln für Verhaltensweisen zusammenbrechen lassen. Deshalb: »Alles, was anderen Leid zufügt, ist falsch. Alles, was dir selbst Leid zufügt, ist falsch. Wenn niemandem Leid zugefügt wird, gibt es kein Falsch.« Tantra ist Situationsethik.

Tantra gefällt sich nicht in vorgetäuschter Einfachheit und Leichtfertigkeit. Es hat große Ehrfurcht vor der Lebenskraft.

»Diese Kraft ist wie die Spannung eines Bogens, die nicht weiß, wohin der Pfeil gehen wird«, heißt es in einer der heiligen Schriften. Mit anderen Worten, der Mensch kann seine Lebenskraft zum Guten oder zum Bösen verwenden. Die Sittlichkeit beruht auf zwei Säulen: Pflicht zur Leidenschaft und Notwendigkeit der Selbstkontrolle. Die Kardinaltugenden sind: Selbstbeherrschung, Konzentration, Meditation, Fleiß, Geduld, Nächstenliebe, Toleranz und Freude.

Nach Tantra kann die Wahrheit nicht gelehrt, sondern nur gelebt werden. Tantra ermutigt: Lebe das Leben und lebe es noch intensiver. Stürze dich mit vollerem Bewußtsein in das Sein.

Das Selbst und die Welt sind nur zwei einander ergänzende Aspekte ein und derselben Realität. »Wer seinen Körper kennt, kann das Universum kennenlernen.«

Tantra lehrt, wir könnten die Schöpfungsenergie, die wir benötigen, um zur geistigen Befreiung zu gelangen, nur dann finden, wenn wir uns der Kraft bemächtigen, die dem Sexus innewohnt.

Ein geheimes Tantra-Sex-Ritual

Sexualität in ihrer höchsten Form soll nicht leichtfertig genossen werden. Durch sie wird der ganze Mensch – Sinne, Geist, Seele – gleichsam in seinem Brennpunkt konzentriert und von einem gewaltigen Erlebnis erschüttert. Ein orthodoxer Tantriker glaubt, daß Mann und Frau zwei verschiedene Pole kosmischer Energie besitzen, die während des Koitus vereinigt werden. Dadurch erfährt das Paar eine Erneuerung der Lebenskraft, denn es nimmt mehr kosmische Energie auf als durch normales Atmen. Mag dies wörtlich oder symbolisch gemeint sein, eine glückliche sexuelle Erfahrung kann uns für Tage, vielleicht für Wochen, vielleicht für immer verändern. Wir können erwachen mit einem neuen Bewußtsein, mit gesteigerten schöpferischen Kräften oder so sehr in den Partner vertieft sein, daß es uns unmöglich ist zu arbeiten. Die Wirkung dieser Kräfte hängt davon ab, was wir aus ihnen machen.

Eine Bronzeplastik aus Kathmandu verkörpert dies in besonders starkem Maße. Die Göttin birst vor Energie und Verlangen, ihren Gott zu berühren. Ihre Finger sind ausgestreckt und berühren die seinen, ihre Zunge begehrt nach seinem Mund, und ihre Augen versenken sich in die seinen, während er in ihren Körper eindringt und ewig in ihm verweilt. Ihre Beine umschlingen seinen Leib, eine Hand faßt nach seiner Schulter. Er steht auf einem Bein, in kosmischem Tanz, einen Arm um ihre Taille gelegt. Beide Gesichter strahlen höchste Wonne aus.

Diese Ikone zeigt, wie Tantriker auf der höchsten Stufe Gott verehren; manchmal stehend, manchmal sitzend, meist jedoch zusammen liegend, tief in eine sexuelle Umarmung verschlungen.

Ein tantrisches Sexritual zur Verehrung Gottes ist das beste Beispiel für den ›Pfad der Freude‹. Die Erfahrung dieser Gottesverehrung kann unser spirituelles wie unser sexuelles Leben bereichern. Wer die richtige Einstellung hat, wird dies begreifen. Wenn man an das folgende Ritual mit Pietät und ohne falsche Scheu herangeht, werden fremde Wörter und Sätze nicht stören.

Sollten aber die indischen Ausdrücke Ihnen ungewöhnlich und fremdartig erscheinen, so verwenden Sie Ihre eigenen persönlichen Worte der Liebe und Zärtlichkeit. Fahren Sie mit diesem Ritual nicht fort, wenn Sie befangen sind. Sie müssen bereit sein, sich befreien zu lassen. Wenn Sie sich gehemmt fühlen, lesen Sie weiter und versuchen Sie dieses Ritual erst später.

Es handelt sich hier um das ›Panchatattva‹, ein Geheimritual aus Bengalen, das wir leicht abgeändert haben, um den Bedürfnissen des westlichen Menschen gerecht zu werden. Die einzelnen Elemente sind in den Lehren der einzelnen Gurus und in den verschiedenen Teilen tantrischer Welt – Indien, Nepal oder Tibet – unterschiedlich.

Die erste Überlegung ist die Auswahl des rituellen Geschlechtspartners, der Shakti (Frau, Göttin) oder des Shakta (Mann, Gott). Der Partner kann eine Ehefrau, ein Ehemann sein oder jemand, der nur für diese sexuelle Vereinigung rituell geheiratet wird. Während der rituellen Vereinigung verkörpert der Mann den Gott Shiva und die Frau die Göttin Parvati. Die Wahl des Partners soll nicht leichtfertig erfolgen; wählen Sie jemanden, den Sie verehren und sexuell begehren.

Diese sakramentale Handlung kann zwar zu jeder beliebigen Tageszeit vorgenommen werden, doch liegt die beste Zeit zwischen 19 Uhr und Mitternacht.

Die Tantras empfehlen, das Ritual niemals in völliger Dunkelheit zu beginnen. Wählen Sie einen Raum, der sauber, gut durchlüftet und von freundlicher Atmosphäre erfüllt ist.

Die Temperatur sollte so sein, daß sie dem Paar erlaubt,

für mindestens eine Stunde nackt zu bleiben. Spiegel geben Ihnen Gelegenheit, die schönen Bewegungen Ihrer Körper zu bewundern. Es hebt die Stimmung, wenn im Winter Fell und im Sommer Satin auf dem Bett liegt. Sollten Sie frische Blumen zur Verfügung haben, stellen Sie sie auf.

Bevor das Ritual beginnt, werden eine Reihe symbolischer Gegenstände auf ein Tuch aus feinem Stoff gelegt:

Ein Teller oder ein Tablett mit kleinen Stückchen frisch gekochtem Fleisch, Fisch, Brot oder gekochtem Reis, in Bengalen außerdem Kardamomsamen, der hier schwer zu bekommen sein dürfte. Zwei Gläser und ein Tonkrug mit frischem kalten Trinkwasser. Eine Karaffe mit Wein oder irgendeinem anderen alkoholischen Getränk.

Ein Leuchter mit zwei Kerzen.

Moschusessenz oder irgendein anderes gutes Parfüm.

Alle Gegenstände haben symbolische Bedeutung. Nach den heiligen Schriften verkörpern sie, im Rahmen des Rituals der körperlichen Vereinigung, das gesamte Universum.

Wein symbolisiert, gemäß einem Tantra, das Element Feuer. Er bedeutet schöpferische kosmische Energie, die dem Menschen Freude bringt und Sorgen vertreibt. Er löst seine Hemmungen und bringt ihn näher an den strahlenden Kern heran.

Fleisch steht für das Element Luft und verkörpert außerdem alles tierische Leben. Es erinnert den Menschen an seinen Ursprung in der Natur und regt die Entwicklung des Körpers und Geistes an. Fisch steht in sinnbildlichem Zusammenhang mit dem Element Wasser und verbindet uns mit dem Meeresleben. Er stellt die schöpferischen Kräfte des Lebens und den Pranastrom der Energie dar.

Getreide verkörpert das Element Erde und verbindet uns mit dem Pflanzenleben.

Das letzte und wichtigste Element der Verehrung ist die sexuelle Vereinigung selbst, in der sich die kosmische Energie zugleich als Grundsubstanz aller Schöpfung, als Ursprung der Welt und Wesen des Seins offenbart.

Das Paar kann vorher baden, doch ist es sinnvoller, wenn beide im Bad sanft einander waschen. Seifen Sie sich gründlich ein, dann duschen und trocknen Sie jeden Teil des Körpers, wobei Sie den Füßen, den Genitalien und dem Schamhaar besondere Aufmerksamkeit widmen. Öffnen Sie die Vulva und ziehen Sie die Vorhaut zurück, falls nicht eine Beschneidung erfolgt ist. Achten Sie auf Sauberkeit.

Nach dem Bad reiben Sie einander mit parfümiertem Öl ein. Puristen nehmen gern für jeden Teil des Körpers einen anderen Duft, ich benutze einen einzigen, der auf einer Moschusgrundlage beruht. Der Duft sollte immer der gleiche bleiben, so daß er allein bei künftigen Vereinigungen schon vergangene Freuden heraufbeschwören kann. Massieren Sie den Nacken, die Arme, die Brust, den Bauch, die Oberschenkel und die Füße. Achten Sie darauf, die erogenen Zonen nicht zu berühren; das Parfüm könnte die zarte Haut reizen. Bei künftigen Ritualen sollte der Duft allein genügen, um Feuerströme von Begehren zu erwecken.

Die Shakti legt dann ein rotes Gewand aus dünner Seide oder feinem Leinen an, wenn möglich in der Farbe des Hibiskus, der symbolischen Blume des Tantra, oder in einem ähnlichen Farbton. Der Mann trägt einen Morgenmantel oder ein anderes Gewand aus Naturfaser, in jeder beliebigen Farbe.

Nun zündet der Mann die Kerzen an. Beide setzen sich in bequemer Haltung nieder. Ein orthodoxer Tantriker würde zur Vorbereitung Yoga-Übungen durchführen, doch dem westlichen Menschen sollte man nur Atemübungen (s. Kapitel 3) empfehlen, durch die sich Spannung und Beklemmung lösen. Sobald Ihr Atem regelmäßig und tief ist, halten Sie ihn für sieben Sekunden an und konzentrieren sich auf das Muladhara Chakra oder Sexual-Zentrum, das zwischen dem After und den Genitalien liegt. Hier schlummert Kundalini, eine Form von Energie, dargestellt als zusammengerollte schlafende Schlange mit dem Schwanz im Mund. Ekstase tritt ein, wenn sie sich vollständig erhebt, um sich mit Shiva zu vereinen, der in Ihrem Kopf weilt.

Ziehen Sie die Schließmuskeln des Afters zusammen, um das Sexual-Chakra zu stimulieren.

Nun meditieren Sie über die schöpferische Vereinigung, die zwischen den zwei kosmischen Elementen, Bewußtsein und Energie – dargestellt durch den Gott Shiva und die Göttin Parvati –, stattfindet. Wenn sich diese Vereinigung vollzieht, wird ein Lebensstrom durch Ihre Wirbelsäule hoch bis in Ihren Kopf jagen. Oder stellen Sie sich ihn vor.

Halten Sie den Atem an und stellen Sie sich Geschlechtsverkehr in Ihrer Lieblingsstellung vor – Stufe für Stufe, angefangen von der ersten Berührung.

Schenken Sie zwei kleine Gläser Wein ein. Heben Sie die Gläser und trinken Sie gemeinsam.

Füllen Sie die Gläser noch einmal bis zu einem Drittel. Nehmen Sie ein Stückchen Fleisch und wiederholen Sie die Namen der Gottheiten Shiva und Parvati mehrere Male. Wenn Sie im Gedächtnis behalten, daß Sie selbst diese Götter verkörpern, so verwenden Sie Ihre eigenen Namen. Essen Sie das Fleisch und trinken Sie den Wein aus.

Füllen Sie die Gläser nochmals bis zu einem Drittel und essen Sie ein kleines Stückchen Fisch. Dann essen Sie das Brot oder den Reis und beschließen das Mahl mit Wein.

Jetzt sollen Sie über Kundalini meditieren. Ein göttliches Bewußtsein in Ihrem Körper wird Sie später nicht nur wissen, sondern auch fühlen lassen, daß diese Substanz Energie ist.

Nun spülen Sie Ihren Mund mit Wasser aus und zerkauen Sie den Kardamomsamen, um Ihren Atem zu reinigen. Brechen Sie die äußere Schale auf. Betrachten Sie die zwei Hälften des Kerns, die ein Ganzes bilden, und denken Sie daran: Alle Schöpfung ist eine Einheit, die sich, wie die Tantras sagen, in der Natur als Dualität manifestiert.

Jetzt sind Sie bereit, ins Bett zu gehen.

Der Mann entkleidet seine Shakti und setzt sie auf die Kante der Liegestatt, während er vor ihr steht. Er stellt die Lampe so, daß das Licht auf den nackten Körper der Shakti fällt.

Er betrachtet sie mit Bewunderung und Ehrfurcht als seine Göttin und sagt ihr das. Sie ist das Rätsel der Schöpfung und das Geheimnis des Lebens. »Sie ist die Erweckerin reinen Wissens und die Verkörperung aller Freude.«

Ehe er nicht von diesem Gedanken ganz erfüllt ist, wäre es sinnlos, mit dem Maithuna fortzufahren, denn dann würde es sich nicht von einem normalen Geschlechtsverkehr unterscheiden.

Um sich selbst mit Shiva und dessen Gemahlin Parvati zu identifizieren und deren kosmische Vereinigung nachzuvollziehen, sagen beide auf bengalisch: »Shiva hum, So'hum.« Das bedeutet: »Ich bin Shiva, ich bin sie.« Wenn Ihnen das fremdartig und unangebracht erscheint, sprechen Sie jeder des anderen Namen aus.

Der Mann legt seine Fingerspitzen auf den Körper seiner Shakti, um die dort schlafenden Kräfte zu wecken. Er soll ihr Herz, ihren Scheitel, ihre Augen sowie das symbolische Auge in der Mitte der Stirn, ihren Kehlkopf und ihre Ohrläppchen berühren. Dann führt er seine Hand zweimal rund um ihre Brustwarzen. Seine Finger gleiten weiter zu ihrem Nabel, ziehen einen leichten Kreis um ihn, dann zu ihren Oberschenkeln, Knien, Füßen und Genitalien. Hier öffnet er die Blumenblatt-Lippen der Vulva (die Yoni) und betrachtet die tiefer werdende Farbe der inneren Teile. Wenn er sie mit der Zunge liebkost, erweckt er ihre Empfindung und steigert die Kraft der Erregung.

Dann kann der Mann Asche, Kum-Kum-Puder* oder einen anderen roten Puder nehmen und ihren Körper an verschiedenen Stellen markieren. Er benutzt dazu die ersten drei Finger jeder Hand und zieht drei parallele Linien (die Tripura), wie in vielen tantrischen Bildern gezeigt ist. Er markiert ihre Stirn, Brüste, Gürtellinie, ihren Bauch, Unterarme, Ellbogen und ihre Handgelenke.

Die Shakti tut desgleichen. Sie kniet zu den Füßen des

* In Indien-Läden erhältlich

Mannes und verehrt ihn als Gott Shiva. Sie markiert seinen Körper und berührt die empfindlichen Stellen mit ihren Lippen, besonders die Spitze des Penis. Das Tantra beschreibt das Erwecken mit diesen Worten: »Wenn Kundalini aufsteigt, dringt sie in jedes Blumenblatt ein, das sich dann aufrecht erhebt, während sie durchströmt.«

Nun legen Sie sich Seite an Seite auf das Bett, atmen regelmäßig und tief und vereinigen sich im Rhythmus Ihres Atems, ohne einander zu berühren. Das tief entspannte Atmen hilft Ihnen, Ihre wachsende Erregung auf den ganzen Körper zu verteilen.

Tantra-Bilder und -Skulpturen zeigen eine Reihe von Maithuna-Stellungen; besonders häufig die, bei welcher die Frau auf dem Mann sitzt. Für viele ist die bequemste Stellung jedoch die seitliche, deshalb empfehle ich diese für das erste Ritual. Wenn Sie Ihren Rücken durch Yoga-Übungen gestärkt haben, werden Sie vielleicht eine andere Stellung bevorzugen.

Halten Sie mit Ihren Körpern so engen Kontakt wie nur möglich: Brustwarzen und Brust zusammen, Augen geschlossen, Gesichter nah genug, daß einer den Atem des anderen einatmen kann, Hände und Finger innig ineinander verschlungen.

Nun, indem Sie völlig entspannt bleiben, teilt der Mann die Lippen der Yoni und führt sein Lingam (Penis) ein. Das Juwel ist in der Lotosblüte – eine Anspielung auf das buddhistische Mantra ›Om mani padme hum‹.

Damit beginnt die heilige sexuelle Vereinigung.

Der Mann soll sich nicht bewegen oder stoßen, sondern die Frau mit seiner harten Männlichkeit ausfüllen, während er ihre Gesäßbacken anfaßt und tief in sie eindringt, bis zur Wurzel seines Geschlechts. Die Shakti atmet tiefer bei dieser elektrisierenden Berührung ihres Gottes und stöhnt, wenn sie spürt, wie ihre Yoni ihn umschließt und antwortet, wie sie vor Empfindung feucht und eng wird. Wenn ihre Vagina sich zu bewegen und das Lingam des Mannes zu erfassen beginnt, wird eine tiefe Freude und Wonne ihren ganzen Körper und den seinen erfassen und durchdringen. Die Yoni wird sich zusammenziehen, öffnen und schließen, um mehr Wonne zu suchen, wie ein schnell saugender Mund. Der Mann soll fühlen, daß er die Frau besitzt und gleichzeitig von ihr besessen wird.

Der Mann kann sein Lingam ein wenig zurückziehen, um Raum zu schaffen für die Kontraktionen, mit denen die Frau ihn preßt und zurück in ihre Tiefe lockt.

Schauen Sie ständig in das Gesicht Ihres Partners, um darin die tiefe Freude zu lesen.

In Bengal würde das Paar nicht sprechen oder lachen. In Ruhe und Schweigen können Mann und Frau jede Woge ihres warmen Fleisches um ihr Geschlecht spüren.

Es soll ein Zustand sein, frei von jeder Anstrengung und Spannung. Nur das Innere ist bewegt. Das hämmernde Lingam ist tief drinnen in dem es umschließenden, zärtlichen und liebenden Yoni. Bleiben Sie so für ungefähr dreißig Minuten zusammen liegen und stellen Sie sich vor, wie Ströme der Liebe zwischen Ihnen fließen. Ein Gefühl der Hitze wird aufsteigen und dort am stärksten sein, wo sich Ihre Genitalien treffen, so als ob sie miteinander verschmelzen wollten.

Spüren Sie eine Vorahnung des Wunders, das im nächsten Augenblick stattfinden wird. Lassen Sie alle Ängste fahren und vergessen Sie sich selbst. Lassen Sie sich fallen. Lassen Sie sich fallen. Lassen Sie sich fallen.

Wenn das Maithuna seinen Höhepunkt erreicht, ziehen sich die Muskeln beider Körper unwillkürlich zusammen. Brennende Ströme von Feuer schießen durch Ihren Körper – die Beine hinunter bis zu den Fußsohlen, hoch in die Arme und Finger, die Gesäßbacken erfassend, vorbei an den Brustwarzen bis hoch in das Gehirn. Ein plötzliches Gefühl von Ekstase überkommt Sie. Sie erschaudern, die Bewegung wird zu einem Blitz. Flammen überwältigen Sie und erleuchten Ihr Bewußtsein – auch die scheinbar unbedeutenderen Momente des Lebens fließen in eines zusammen. Tantriker beschreiben diesen Augenblick als die Vereinigung des aufsteigenden Kundalini oder die sexuelle Energie, die hochschießt, um sich mit Shiva oder dem Seelisch-Geistigen zu verbinden. Viele Yogis sprechen davon, ein großes Licht wahrgenommen zu haben – durchdringend wie ein Laserstrahl, so hell, daß es mit keinem anderen sichtbaren Licht verglichen werden könnte, und doch so vertraut, so vollkommen, so gewaltig, daß es jede bisherige Erfahrung aufhebt.

Dieser Augenblick ist jenseits aller Sinne, so, als ob eine unmittelbare, tiefe Berührung mit der Wahrheit stattgefunden hätte. Es gibt keine Stimme, kein Bild, keine Vision – nur kosmische Gegenwart. Sie durchbrechen die Grenzen der Zeit und des Raumes, um teilzuhaben an der Ewigkeit. Es gibt keinen Unterschied zwischen den Wissenden, dem Wissen und dem Gewußten. Sie sind eins mit der Wahrheit, einer Wahrheit, die über allem Verstehen, über allen Begriffen liegt. Wahrheit, die zur Ordnung des Wissens gehört, aber mehr noch zur Ordnung der Liebe.

Sie fühlen, daß Sie, Ihr Partner und die ganze Welt der Herzschlag ein und desselben Organismus sind. Und es gibt keinen anderen. Das Selbst hebt sich auf, so daß Sie ein reines Gefäß für das Göttliche werden. Sie gehen auf in einer Unermeßlichkeit von Freiheit und Jubel, in einem Königreich, das in unendlichem Feuer glüht. Sie betreten in heiterem Vertrauen Höhen, auf denen Sie, sprach- und atemlos geworden, den Pulsschlag des Universums fühlen.

Liebe entströmt Ihnen, als ob neue Quellen und Springbrunnen spiritueller Energie eröffnet worden wären.

Dem entzückten, vibrierenden Hochgefühl dieser Seligkeit folgt eine Empfindung, als wolle Ihr Selbst sich ausleeren. Spannung löst sich, die angestauten Kräfte fließen ab, und Sie erfahren den Frieden des Samadhi. Es gibt nichts, was diesen Frieden stören könnte. Sie sind nackt ausgezogen, enthüllt bis zur eigentlichen Substanz des Selbst, dem tiefsten Grund und der letzten Ursache des Seins. Sie haben das Ego aufgegeben, um es auf einer höheren Ebene wiederzufinden. Dann spüren

Sie eine völlige Befreiung, Erlösung, Ruhe – so, als ob Sie endlich an Ihr Ziel gekommen wären. Ihr Leben ist von Ewigkeit durchdrungen worden. Sehnsucht hat Erfüllung gefunden, und dies in höchster Intensität. Sie haben eine Tür geöffnet, die niemand schließen kann.

Bleiben Sie beisammen, das Lingam soll die Yoni berühren so lange wie möglich, damit Sie den sanften Austausch von Wärme und Energie genießen. Sie können wahrscheinlich nicht fühlen, wo der eine Körper aufhört und der andere beginnt, ob es Ihr Haar ist oder das des Partners, seine Haut oder die Ihre.

Wenn das Ritual vollendet ist, werden Sie das Königreich der Großen Seligkeit erfahren haben. Sie sollen, erfüllt von innerem Glanz, Liebe und Wärme ausstrahlend, von Ihrem Diamanten in Ihrem eigenen Wesen zurückkehren. Sie sollen Ihre innere Makellosigkeit und Lauterkeit bewußt erleben. Fehlt dieses Gefühl des Gereinigt- und Neubelebtseins, so ist das Ritual mißlungen. Seien Sie geduldig und versuchen Sie es noch einmal.

Maithunas geistig-seelische Früchte sind Weisheit und Freiheit. Während des Rituals überschreitet der Einzelne Zeit und Raum, um an der Ewigkeit teilzuhaben. Ihr Geist ist nicht länger von Logik und Verstand gefesselt. Wissen ist unmittelbar eingegeben und kommt aus dem Inneren. Sie erleben das, was die Griechen Ekstase nennen. Nach Maithuna haben Sie ein tiefes Verlangen, Ihr Leben zum Strahlungszentrum der Liebe zu machen. Diese Erfahrung führt zur ›Selbst-Aufhebung‹, zu Sicherheit und Reife. Durch das Aufgeben Ihres Ichs finden Sie ein stärkeres, tieferes Ich. Zurück bleibt das Gefühl und Wissen um einen Mittelpunkt, in dem Sie leben können.

Denken Sie daran, daß die Beweggründe, dieses Ritual zu vollziehen, weder reines Pflichtbewußtsein noch sexuelle Besitzgier sein dürfen. Mystische Ekstase wird dem geschenkt, der es vermag, zu warten, sich zu öffnen und sich fallen zu lassen.

Yoga-Übungen zur Steigerung der sexuellen Freude

Bereits ein minimales Wissen über Yoga, das Beherrschen einiger einfacher Übungen, besonders der Techniken des regelmäßigen Atmens und der Entspannung, kann jeden Menschen bereichern. Yoga schenkt Ruhe und Gelassenheit, vor allem jenen, die unter dem Druck und Streß des modernen Lebens stehen. Yogapraxis kann außerdem das sexuelle Verlangen und den sexuellen Genuß steigern. Wer sich entspannen kann, wird frei von Angst und Beklemmung, den Feinden des Sexus.

Yoga ist viel mehr als eine Art indischer Gymnastik. Es verkörpert eine 2000 Jahre alte Hindu-Philosophie, deren Ziel die vollständige Selbstverwirklichung des Individuums ist. Yoga stärkt die psychischen Kräfte des Menschen und bringt den Körper in Harmonie mit dem Universum. Yoga hat Tantriker, Ceylonesen, Tibetaner, Taoisten, Anhänger des Zen und andere Buddhisten von Ceylon bis Tibet sowie auch moderne westliche Anhänger der natürlichen Lebensweise beeinflußt. Die Methoden der Bewußtseinserweiterung und des autogenen Trainings sind mit ihm verwandt. Yoga lehrt, daß der Schlüssel zur Gesundheit, zum Glück und zur geistigen Ruhe im Innern des Menschen liegt. Das Wort ›Yoga‹ leitet sich aus dem Sanskrit ab und hat zwei Bedeutungen: erstens Meditation und Trance, zweitens Bindung (verwandt lat. ›ingum‹, deutsch ›Joch‹). Yoga ist Verbindung, Vereinigung, Identifizierung mit einer höheren Natur, das Verschmelzen der Einzelseele mit dem Universum, mit dem Ziel, ein neues transzendentales Selbst zu erwecken, das unsere Weisheit und Vitalität wie auch unsere Kraft der Liebe und Ekstase steigern wird.

Obwohl man sich unter einem Yogi gewöhnlich einen Asketen vorstellt, ist das tantrische Yoga sinnlicher Art. Aber letztlich gelangen wir durch Yoga über die Welt hinaus, die wir mit unseren gewöhnlichen Sinnen erfassen. Wenn wir lernen, sowohl unseren Geist als auch unseren Körper zu beherrschen, können wir deren Grenzen überwinden, uns in unser Unterbewußtes versenken, unsere außersinnliche Wahrnehmung entwickeln und mit unserem Geist Raum und Zeit transzendieren.

Es gibt eine Reihe verschiedener Yoga-Schulen und Richtungen, die alle auf der richtigen Atemtechnik basieren. Der Mensch unserer Zivilisation, mit Ausnahme guter Sportler und Sänger, beherrscht nicht mehr die Kunst des Atmens, er nutzt lediglich ein Zehntel seiner Lungenkapazität. Die Yoga-Atemübungen bringen eine optimale Sauerstoffmenge in die Lunge und regen den Kreislauf an. Der gleichmäßige Rhythmus des tiefen Atmens trägt dazu bei, daß wir Ängste und Beklemmungen verlieren. Wenn wir aufgeregt sind, erhöht sich unsere Atemfrequenz. Sind wir dagegen ruhig und gelassen, so ist unsere Atmung langsam und gleichmäßig. Wilhelm Reich hat beobachtet, daß Neurotiker falsch atmen, nämlich zu schnell, flach und unregelmäßig, fast wie ein japsender Hund. Tiefe Atemzüge schöpfen bedeutet nicht, die Lunge mit Luft vollzupumpen, den Brustkasten herauszurekken, den Leib aufzublähen und sich aufzuplustern. Es heißt vielmehr rhythmisches Füllen und Leeren nicht nur der oberen, sondern auch der unteren Teile der Lungen, bis zum Zwerchfell. Wenn Sie einem Yogi beim tiefen Atmen zusehen, werden Sie bemerken, daß sich sein Brustkasten kaum bewegt, sein Oberbauch aber hebt und senkt.

Wer richtig atmet, lebt nach der Yogalehre im Einklang, schwingt auf gleicher Wellenlänge mit dem Prana. Prana ist für den Yogi die Kraft, in und aus der man atmet, die vitale Kraft in jedem Lebewesen. Prana ist kosmische Energie, und durch Pranayama, d.h. Regulierung des Atemstromes, können wir uns den unerschöpflichen Quell universaler Energie verfügbar machen. Bei vollkommener Gesundheit ist Prana in Ihrem Körper ausgeglichen. Deshalb beruhen geistige und körperliche Gesundheit auf richtigem Atmen. Atmen ist viel mehr als nur Aufnehmen von Sauerstoff und Abgeben von Kohlendioxyd; es bedeutet den Empfang pranischer Schwingungen. Yoga-Atmung und -Stellungen vermögen ebenso wie das sexuelle Maithuna-Ritual, den Körper wiederzubeleben und zu kräftigen durch erhöhte Aufnahme von Prana. D. H. Lawrence beschreibt Prana als Lebenskraft, die dem Menschen entströmt und durch die Kraft der sexuellen Liebe zu glühender Flamme entfacht werden kann. Diese wellenförmig schwingende, schlangenartige Energie ist in allen lebenden Dingen gegenwärtig. Wilhelm Reich nannte sie Orgon.

Kundalini ist eine Form dieser Energie. Diese Weltschlange liegt gewöhnlich zusammengerollt und ruhend hinter Ihren Genitalien, aber Sie können lernen, sie zu erwecken – zum Beispiel durch das oben beschriebene sexuelle Ritual. Dies setzt freilich das Bewußtsein großer Verantwortung voraus, für unsere Gesundheit, unsere Gefühle, Gedanken, Meinungen, unsere Leidenschaften. Da unsere Reaktionen und Handlungen grundsätzlich in unserer Gewalt liegen, müssen wir uns selbst vervollkommnen. Wir müssen zu einem Ebenbild des Göttlichen werden, im Hinblick nicht nur auf dessen Macht, sondern auch auf dessen Güte, Mitleid und Menschenliebe.

Die verschiedenen Yoga-Methoden wurden von den Tantra-Schulen des Mittelalters entwickelt, die viele Anregungen aus dem Königlichen Yoga (Raja-Yoga), dem Yoga der Körperbeherrschung und Kraft (Hatha-Yoga), dem Yoga der Laute (Mantra-Yoga) und dem Yoga der Auflösung (Laya-Yoga) empfingen. Die Ausbildung umfaßt: Selbstbeherrschung gemäß den moralischen Regeln (Yama); Stellungen (Asanas); Atemkontrolle (Pranayama); Zurücknehmen der Sinne (Pratyahara), bei dem die Sinnesorgane trainiert werden, keine Notiz von ihren Wahrnehmungen zu nehmen, damit der Geist nicht durch Reize der Außenwelt beunruhigt wird; den Geist durch Versenkung, zum Beispiel in ein Bild, einen Begriff oder ein heiliges Symbol, zu konzentrieren (Dharana); Meditation (Dhyana); mystischer Zustand (Samadhi), Selbsterkenntnis, das höchste Stadium, bei dem die ganze Persönlichkeit vorübergehend aufgelöst ist.

Yoga und Zen verfolgen ähnliche Ziele, doch ist das tantrische Yoga viel leichter zu praktizieren und verspricht sichere Ergebnisse. Zen gibt keine speziellen Anleitungen, sondern wartet geduldig auf eine spontane Erleuchtung. Yoga dagegen zeigt den Weg und begleitet uns bei jedem Schritt.

Eine erschöpfende Studie dieser Schulen kann unter der Leitung eines Guru ein ganzes Leben lang dauern, wie es oft bei tibetanischen Mönchen der Fall ist, die bestimmte Mantras während eines Zeitraums von zwei Jahren 100000mal wiederholen mögen. Doch bleiben die Früchte dieser Lebenshaltung keinem verwehrt, der den Wunsch zu lernen und täglich einige Minuten Zeit zur regelmäßigen Übung hat.

Im Yoga bilden innere und gleichzeitig äußere Übungen ein untrennbares Ganzes. Aber zur Vereinfachung für den Lernenden sollen beide gesondert behandelt und mit einigen der äußeren Übungen begonnen werden.

Wie Yogis schon seit langem wissen, kann man mit dem Geist Kontrolle über den Körper ausüben und gewisse Prozesse, die wir autonom nennen und die gewöhnlich unserem Willen nicht unterliegen, beeinflussen. Dazu gehören Herzschlag, Blutdruck und Stoffwechsel. Das zunehmende Interesse der westlichen Ärzte an Yoga, richtigem Atmen und Biofeedback zeigt die wachsende Bedeutung dieser Ideen. Viele Millionen leiden unter Streßbeschwerden wie Kopfschmerzen, Kreislaufstörungen, erhöhtem Blutdruck, allgemeiner Schwäche und Müdigkeit. Streß und Angst in unserer heutigen Gesellschaft überreizen oft den ›Kampf-oder-Flucht‹-Mechanismus des Organismus. Vermehrte Adrenalinausschüttung bewirkt, daß unser Herz schneller schlägt, Blutgefäße sich zusammenziehen, die Verdauung sich verzögert. Solche Reaktionen können auf die Dauer gefährlich werden. Wenn der tägliche Weg zur Arbeit uns lästig wird, wenn wir im Privat- und Berufsleben Zorn, Ärger und Frustrationen ständig herunterschlucken, wenn wir uns hetzen lassen und nur mehr nach der Uhr leben, läuft dieser Mechanismus auf Hochtouren. Die zentrale Steuerung gerät in Unordnung, da der Regler verstellt ist, die Hormonausschüttung der Drüsen wird beeinträchtigt, das Seelenleben gestört.

Dies kann zu Impotenz und anderen sexuellen Schwierigkeiten führen. Im Zustand der Überaktivität ist es schwer, sich zu entspannen und zu konzentrieren und so zu einer vollen sexuellen Erfüllung zu gelangen.

Der große Vorteil der Yogatechniken des richtigen Atmens, der Entspannung und Meditation liegt darin, daß sie eine Veränderung des autonomen Gleichgewichts hervorrufen, indem sie den Hauptregler und Thermostaten im Zwischenhirn, den Hypothalamus, niedriger einstellen. Wenn ein zu schnell laufender Motor nachgestellt wird, so verbraucht er weniger Kraftstoff und erleidet weniger Verschleiß. Sie können lernen, Ihren Stoffwechsel zu beeinflussen, Ihren Blutdruck zu senken, Ihren Herzschlag zu verlangsamen, Ihren Kreislauf zu normalisieren und sich selbst in Ruhe zu versetzen. Solche einfache Techniken können unter Umständen lebensrettend sein, wie einige Ärzte berichten, deren Theraphie sich auf autogenes Training stützt. Dies bestätigt die Behauptungen der Yogis, viele Vorgänge unseres Körpers, die wir für autonom halten, könnten unserer Kontrolle unterworfen und willentlich mehr oder weniger beeinflußt werden. Innerhalb eines Zeitraumes von nur zwanzig Minuten können Yogapraktizierende auf Spargang schalten, nämlich die Sauerstoffaufnahme verringern und die Herztätigkeit um ein Drittel reduzieren und dabei in einen Zustand der Ruhe bis hin zum tiefen Schlaf versinken.

Im folgenden beschreibe ich einige Yogaübungen, die sehr einfach und wohl für jeden nützlich sind.

Shavasan ist eine Yogaübung der Entspannung, nützlich als Vorbereitung für die sexuellen Stellungen.

Nehmen Sie ein leichtes Mahl zu sich, ungefähr eine Stunde bevor Sie mit der Übung beginnen. Tragen Sie leichte, lockere Kleidung.

Legen Sie sich mit gestreckten Beinen flach auf den Rükken. Die Arme sind in einem Winkel von 15 Grad vom Körper abgewinkelt, die Finger halb gebeugt. Schließen Sie die Augen und bleiben Sie vollständig ruhig. Fühlen Sie die Schwere Ihrer Augenlider. Richten Sie Ihre Pupillen nach oben, so als ob Sie durch Ihre Lider auf die Augenbrauen schauten. Atmen Sie langsam, gleichmäßig und tief, indem Sie die ganze Lunge füllen und leeren. Ihr Bauch soll sich beim Einatmen heben. Wenn Sie einen langsamen, gleichmäßigen Atemrhythmus erreicht haben, konzentrieren Sie sich auf die Empfindungen in Ihren Nasenlöchern. Fühlen Sie die Kühle der eingeatmeten und die Wärme der ausgeatmeten Luft. Dies fördert die Entspannung, indem es Ihnen hilft, innerlich wach zu werden, und die äußere Umgebung, so wie jede andere Ablenkung, zu vergessen.

Entspannen Sie die Muskeln, so daß Sie in den verschiedenen Teilen Ihres Körpers Schwere fühlen können, beginnend mit den Gliedmaßen. Entspannen Sie zuerst die Füße, die schlaff herabhängen sollen, dann die Knöchel und die Knie, dann, weiter hinaufgehend, Oberkörper, Kopf und Gesicht. Versuchen Sie, eine Hand zu heben und fallen zu lassen, um zu sehen, daß sie entspannt ist. Schließlich entspannen Sie Augen- und Mundmuskulatur; lassen Sie die Kiefer hängen, so daß der Mund geöffnet ist.

Lassen Sie sich gehen. Beenden Sie die unruhigen Aktivitäten Ihres Geistes, denken Sie an das Nichts, füllen Sie Ihren Geist mit Ruhe. Schalten Sie Ihre Sinnesorgane aus, konzentrieren Sie Körper und Geist auf einen Punkt – die Entspannung. Die meisten lernen diese Übung in ungefähr drei Wochen. Versuchen Sie es, wenn möglich, anfangs mit einer halben Stunde; aber auch schon drei bis fünf Minuten täglich können gewinnbringend sein, besonders abends, bevor Sie zu Bett gehen.

Ärzte haben herausgefunden, daß bei Patienten mit hohem Blutdruck dessen Symptome zurückgehen, wenn sie diese Übung einige Wochen lang täglich ausgeführt haben. Schlaflosigkeit, Kopfschmerzen, Nervosität, Gereiztheit und Schwindel verschwanden bei fast allen Patienten.

Shavasan ist eine gute Übung zur Lösung von Spannungs- und Angstgefühlen. Sie verhilft zu gutem Schlaf oder zu sexueller Anregung und ganz allgemein zu einem Gefühl der Ausgeglichenheit und des Wohlbefindens.

Begrüßung der Sonne und der Erde

Eine besonders empfehlenswerte Yogaübung ist die, welche man ›Begrüßung der Sonne und der Erde‹ nennen könnte.

Stellen Sie sich bequem hin, die Füße leicht auseinander. Stehen Sie auf den Zehenspitzen, strecken Sie zuerst die eine Hand empor zur Sonne, dann die andere. Strecken Sie Ihren Kopf so hoch und machen Sie Ihren Hals so lang wie möglich. Machen Sie das so lange, bis Sie ein Kribbeln in den Fingerspitzen spüren. Dann lassen Sie Ihren Körper aus der Hüfte heraus nach vorne fallen und beugen Sie sich zur Erde hinunter.

Entspannen Sie sich vollständig, so daß Sie die Schwere in Kopf und Fingerspitzen fühlen. Wiederholen Sie diese Übung, so oft Sie können und zu jeder Zeit.

Wenn möglich, empfehle ich Ihnen wirklich, sich stärker mit Yoga zu befassen. Die Kobra, der Bogen, der Lotus, der Baum, das Kräuselnde Blatt, der Fisch, der Kleine Vogel und viele andere Übungen sind von großem Nutzen, wenn Sie von den asketischen absehen wollen. Lernen Sie den Körper entspannen. Sie werden dabei Ihren Geist entspannen und den

Panzer um Ihren Körper sprengen. Die alte Erfahrung der gegenseitigen Abhängigkeit von Leib und Seele ist durch die Reichsche Therapie nochmals bestätigt worden. Das Lernen der richtigen Entspannung, der körperlichen und geistigen Kontrolle ist lebenswichtig in unserer heutigen Welt. Erst wenn wir uns voll entspannen können, sind wir in der Lage, ›die süßen Früchte der Welt‹ voll zu genießen.

Pranayama

Pranayama ist das Yogasystem der Atemkontrolle. Die alten Yogis untersuchten die Anatomie und erforschten Leib und Seele, um deren Geheimnisse kennenzulernen. Sie machten die wichtige Entdeckung, daß es zwischen den Gefühlen und dem Atem eine wechselseitige Beziehung gibt. Nach Yogamethode muß man mit Bauch, Zwerchfell, oberem und unterem Brustkasten zugleich und ununterbrochen atmen, und zwar langsam, tief und rhythmisch. Viele Menschen halten ihren Atem zurück, um Gefühle zu unterdrücken. Deshalb kann Zwerchfellatmung auch tiefliegenden Gefühlen Luft und Freiheit schaffen.

Wer tief atmet, atmet nicht mehr passiv, sondern aktiv: Er nimmt größere Luftmengen auf, die Sauerstoff und Prana enthalten, und er belebt und kräftigt wichtige Nervenzentren im Rücken. Die Tantriker sprechen von fünf bis sechs Nervenzentren, den Chakras oder Lotuszentren: das bereits erwähnte Muladhara oder Sexualzentrum; Svadisthana, an der Wurzel der Genitalien; Manipura, in der Höhe des Solarplexus; das Herzzentrum Anahara; Bishuddha, in der Höhe der Kehle; und Ajna, das Bewußtseinszentrum zwischen den Augenbrauen. Diese sechs Zentren psychischer Energie bilden den ›feinstofflichen Körper‹.

Am besten ist es, Pranayama im Freien zu üben, mit nüchternem Magen, sowohl morgens als auch abends, und sich auf das leuchtende Zentrum zwischen den Augen (Ajna-

Chakra) zu konzentrieren. Behalten Sie den Rhythmus von Einatmen und Ausatmen bei, indem Sie jeweils bis sechs oder sieben zählen und den Atem während der Dauer von ein oder zwei Sekunden anhalten. Vertiefen Sie sich dabei in das Gefühl, daß mit jedem Ausatmen die körperlichen Unreinheiten und geistigen Wirrnisse Sie verlassen und daß Sie mit jedem Einatmen positive Gedanken und Schwingungen aufnehmen. Fühlen Sie das Wachsen Ihrer geistigen und psychischen Energie.

Haben Sie schwache und untrainierte Lungen, so sollten Sie sich zunächst auf das Ausatmen konzentrieren, da Sie, wenn Sie voll ausgeatmet haben, automatisch wieder einatmen. Wenn Sie dies gut geübt haben, atmen Sie mit Hilfe der Zwerchfellatmung langsam so lange Luft ein, wie es Ihnen wohltut. Atmen Sie langsam weiter ein, bis auch der obere Teil Ihrer Lunge mit Luft gefüllt ist. Vermeiden Sie ruckartige Atemstöße, atmen Sie rhythmisch ein und aus, denn ein Geheimnis dieser Übung ist, im Urrhythmus des Universums zu schwingen und sich eins mit der Natur zu fühlen.

Es gibt eine Reihe von einfachen und nutzbringenden Pranayamas oder Atemübungen zur Verjüngung und Stärkung Ihres ganzen Organismus, von denen ich einige aufführen will:

1. Nadi Shodan (Nervenreinigung): Sitzen Sie aufrecht in bequemer Stellung, so entspannt wie möglich. Schließen Sie die Augen und atmen Sie langsam durch das linke Nasenloch ein, indem Sie das rechte mit dem Daumen zuhalten. Atmen Sie so tief wie möglich ein, ohne zu forcieren, und atmen dann durch das rechte Nasenloch aus, lassen Sie die Luft langsam in *einem* Zug ausströmen. Wiederholen Sie diese Übung, diesmal durch das rechte Nasenloch ein- und durch das linke ausatmend. Konzentrieren Sie sich dabei auf die Ajna-Chakra zwischen den Augenbrauen und geben Sie sich einer freudigen Stimmung hin – das wird die Wirkung dieses Pranayama steigern.

2. Anulom-vilom: Sitzen Sie in einer gelockerten, bequemen Haltung. Atmen Sie schnell durch das linke Nasenloch aus, indem Sie das rechte mit dem Daumen zuhalten, dann ebenso schnell durch das linke Nasenloch einatmen und durch das rechte mit einiger Kraft ausatmen. Machen Sie diese Übung fünfzehn- oder zwanzigmal, und meditieren Sie über das Klare Licht. Mit dieser Übung können Sie auch, wenn Sie erkältet sind, versuchen, die Nase freizuatmen.

3. Sukh Purvak: Setzen Sie sich auf das Bett oder auf den Boden, die Beine in der Lotusstellung (Padmasana) oder im Schneidersitz gekreuzt. Schließen Sie Ihr rechtes Nasenloch mit dem rechten Daumen und atmen Sie sehr langsam durch Ihr linkes Nasenloch ein. Dann schließen Sie das linke Nasenloch mit dem Ringfinger Ihrer rechten Hand. Halten Sie die Luft so lange an, wie es Ihnen angenehm ist, und atmen Sie dann sehr, sehr langsam durch das rechte Nasenloch aus. Darauf atmen Sie auf dieselbe Art durch das rechte Nasenloch ein und, nachdem Sie die Luft für mehrere Sekunden angehalten haben, durch das linke aus. Für den Anfang genügen drei oder fünf solche Pranayamas, später steigern Sie die Zahl der Übungen auf 20, wenn möglich, morgens und abends.

Wiederholen Sie ein langgezogenes Mantra, wie zum Beispiel OM (Aussprache: Aum), zu Beginn jeder Sitzung, bis Sie die Schwingungen in Ihren Luftwegen fühlen. Das hilft, angespannte Muskeln in Ihrem Kopf und Hals zu lockern. Mit dieser Übung kann man auch drohenden Kopfschmerzen vorbeugen.

Bhastrika oder ›Atem des Feuers‹

Sitzen Sie aufrecht in Lotushaltung oder einer anderen bequemen Haltung. Atmen Sie schnell und keuchend ein und aus. Wegen des zischenden Tons nennt man die Übung auch Blasebalg-Übung. Beginnen Sie mit ungefähr 20 solcher

Atemzüge. Später, wenn Sie an den ›Atem des Feuers‹ gewöhnt sind, können Sie diese Übung vielleicht bis auf zwei Minuten ausdehnen, bevor Sie sich ausruhen. Aber steigern Sie die Zahl schrittweise, denn Neulinge fühlen sich anfangs manchmal schwindelig oder benommen. Darauf folgt ein langsames, sehr tiefes Einatmen, ein Anhalten des Atems und dann ein langsames, tiefes Ausatmen, das Ganze mindestens dreimal.

Wer in einer der Yogastellungen sitzt und für zwei Minuten auf diese Art den ›Atem des Feuers‹ übt, kann Höhen erreichen, wie man sie vom Marihuanarauchen her kennt. Der Brustkasten scheint sich zu dehnen, alle Lasten fallen von den Schultern, und der Körper fühlt sich leicht und eins mit dem Kosmos. Versuchen Sie mit dem ›Atem des Feuers‹ zu experimentieren, um ›high‹ zu werden ohne jegliche Drogen.

Üben Sie den ›Atem des Feuers‹ frühmorgens an einem offenen Fenster und schwingen Sie dabei Ihre seitlich ausgestreckten Arme jeweils 25 Zentimeter vor und zurück. Dies ist ein Weg, Trägheit und Depressionen zu bewältigen, die eigenen Kräfte zu aktivieren und sich selbst von Ängsten und Beklemmungen zu befreien.

Meditation: Dhyana

Der bärtige, langhaarige Yogi in loser, weißer indischer Kleidung sitzt in Lotusstellung vor dem offenen Fenster in Kaschmir, sein Blick geht geradeaus ins Weite, Rückgrat und Kopf sind aufgerichtet. Fast eine Stunde bleibt er so sitzen, ohne sich zu bewegen, bis die Sonne untergeht. Kein äußeres Zeichen verrät die innere Veränderung, die er später beschreibt. Der gepflegt aussehende deutsche Geschäftsmann sitzt hinter seinem Schreibtisch, die Hände im Schoß gefaltet. Seine Augen sind geschlossen, und für 20 Minuten sitzt er völlig ruhig da. Dann beginnt er wieder mit seiner Arbeit.

Beide Männer erforschen den Grenzbereich der inneren Unendlichkeit, der jedem offensteht. Beide benutzen Meditation, um ihr Leben auf verschiedenen Ebenen zu bereichern. Der Geschäftsmann sucht bessere Gesundheit, Entspannung, Klarheit und ein Gefühl des Wohlbefindens, der Yogi einen Zustand der mystischen Erfahrung. Die Meditation und ihre Ergänzung, die Visualisation, können auch helfen, sexuelle Probleme zu bewältigen und ein gutes Sexualleben zu einem noch besseren zu machen.

Viele westliche Menschen haben den Wert der Meditation entdeckt. Es gelingt ihnen, Ruhe zu finden und die vielen kleinen täglichen Sorgen einfach auszuschalten. Meditation kann auch Ihnen helfen, Ihre Richtung, ja Ihre Person zu ändern, Probleme zu lösen, auf neue Ideen zu kommen und praktische Antworten zu finden. Sie kann Ihnen ein Gefühl der Integration von Körper und Geist vermitteln. Meditation macht Sie Ihrer eigenen Gefühle bewußter, bringt Sie näher an Ihr Selbst heran. Viele Meditierende erfahren eine Entfaltung ihrer Persönlichkeit, eine Ausweitung ihres Selbst und ein Gefühl der Einheit mit den anderen.

Manche glauben, geradezu makro- und mikrokosmische Prozesse, den Pulsschlag des Universums zu spüren. Sie erfahren ihr eigenes innerstes Wesen als Sitz der Freude und leben in ›einem ständigen Liebesverhältnis mit dem Absoluten‹.

Die Antwort auf die Frage, wie man das Paradoxon ›Viele sind eines‹ lösen könne, ist nicht durch logische Schlußfolgerungen oder Bücherstudien zu finden. Vielmehr kommt die Erleuchtung aus dem eigenen Geist. »Suche die Weisheit in dir selbst«, würde mein Guru sagen.

In letzter Zeit wurden Elektroenzephalogramme Meditierender erforscht und deren Hirnströme gemessen. Während der Alltagsaktivität überwiegen die sogenannten Beta-Wellen (14 bis 16 Schwingungen pro Sekunde), während der Meditation aber die Alpha-Wellen von 8 bis 9 Schwingungen pro Sekunde, die von einem Gefühl des Wohlbefindens begleitet sind, und die noch langsameren Theta-Wellen. Bei Yogis, die viele Jahre meditiert haben, und Zen-Meistern überwiegen ständig langsame Alpha- und Thetawellen. Diese Alpha- und Thetawellen sind nicht ungewöhnlich, sie treten immer dann auf, wenn wir uns entspannen. Wir erzeugen Thetawellen (4 bis 7 Schwingungen pro Sekunde), wenn wir müde sind oder einzuschlafen beginnen, und Deltawellen, die niederste Frequenz, wenn wir in tiefen Schlaf versunken sind. Doch sind die Muster der Gehirnwellen von Meditierenden viel regelmäßiger als die von Nicht-Meditierenden.

Wie Studien gezeigt haben, verkürzt sich nach der Meditation die Reaktionszeit, Wachheit, Lern- und Leistungsfähigkeit nehmen zu, ›ein Gefühl der größeren Stabilität, Identität der Liebe und des inneren Friedens‹ breitet sich aus. Yogis aus Indien und Tibet beschreiben einige fortgeschrittene Stadien der Meditation, in denen schließlich die Vision des Klaren Lichtes aufleuchtet.

Amerikanische Ärzte haben mit autogenem Training große Erfolge erreicht, z. T. nach vier bis zehn Monaten, z. T. schon in ein paar Stunden oder Tagen: Die Atmung wurde langsamer, regelmäßiger, ein Segen für Asthma-Patienten, verengte Blutgefäße erweiterten sich, der erhöhte Blutdruck sank, die Schmerz-Schwelle verlagerte sich nach oben und der ganze Organismus entspannte sich.

Durch die Meditation waren die meisten Patienten ruhiger geworden und fühlten sich entspannter und ungezwungener, ihre emotionalen und mitmenschlichen Beziehungen verbesserten sich. Schlaflosigkeit, Kopfweh und Appetitlosigkeit verringerten sich oder verschwanden ganz. Meditationsübungen können bei Bronchialasthma, chronischer Verstopfung, Magenübersäuerung und anderen gastrointestinalen Beschwerden, Störungen des urogenitalen Systems, der endokrinen Drüsen sowie bei Phobien und anderen neurotischen Erscheinungen helfen.

Sowohl Meditation wie autogenes Training beruhen auf drei Prinzipien: Verringerung der äußeren Stimulation, geistige Wiederholung von verbalen Formeln (wie den tantrischen Mantras) und geistige Aktivität, entsprungen aus ›passiver Konzentration‹. Die Aneignung erfolgt durch Sie selbst, das heißt, Sie spielen eine aktive Rolle und sind nicht von einem Therapeuten oder Guru abhängig.

Um äußere Einwirkungen zu verringern, sollte man die Meditationsübungen in einem ruhigen Raum mit gemäßigter Temperatur und schwacher Beleuchtung vornehmen; beengende Kleidung sollte man lockern oder ablegen. Entspannen Sie Ihren Körper und schließen Sie die Augen. Nehmen Sie, zumindest in den Anfangsstadien, eine der drei folgenden Haltungen ein: legen Sie sich auf den Boden, lehnen Sie sich in einen Lehnstuhl zurück oder setzen Sie sich bequem hin. Die folgenden verbalen Formeln werden Ihnen helfen, auf bestimmte Körperfunktionen zu achten. Durch die Konzentration auf die Schwere und Wärme in Ihren Armen entspannen Sie sich, Nerven, Muskeln, Herz und Atem werden ruhiger. Ihre Stirn fühlt sich kühler an. Zu den empfohlenen Sätzen gehören: »Mein Arm fühlt sich warm, meine Stirn kalt an, mein Sonnengeflecht ist warm. Es atmet mich. Mein Herz schlägt ruhig und gleichmäßig. Ich spüre Ruhe. Ich bin im Frieden.« Sprechen oder denken Sie diese Formeln langsam, eine nach der anderen. Lassen Sie die Formel langsam durch Ihren Geist fließen, wobei Sie sich auf den Teil Ihres Körpers konzentrieren, der genannt ist. Werden Sie nicht unruhig, wenn andere Gedanken von außen eindringen; lassen Sie sie gleichmütig vorbeiziehen und holen Sie Ihren Geist wieder sanft zurück.

Meditation bedeutet passive Konzentration ohne Zähneknirschen, Stirnrunzeln, Augenzwinkern, Grimassieren, Verrenkungen oder anderen gewaltsamen Kraftaufwand.

Passive Konzentration ist nur möglich bei ungezwungener Haltung während und nach der Meditation. Der Geist bleibt ruhig, er analysiert oder kalkuliert nicht. Vermeiden Sie ängstliches Anklammern oder zielgerichtete Anstrengung, wenn Sie in diesen Zustand des erholsamen Wachseins eintreten. Wer meditiert, öffnet sich dem Unterbewußten, entwickelt bisher unbenutzte Kräfte des Geistes und erweitert dessen Grenzen.

Die erste Stufe in allen Meditationsschulen ist die richtige Atemtechnik. Wenn Sie die entspannte Atmung beherrschen, weichen fremde Gedanken, und Sie beginnen, Ihren Geist auf einen Punkt zu konzentrieren. Hierzu können mehrere Stunden, Tage, manchmal sogar Wochen der Übung erforderlich sein.

Durch das Aufsagen eines Mantras kann das Gefühl des Wohlbefindens gesteigert werden, und mit der Zeit stellt sich dieser angenehme Zustand immer leichter ein. OM, von dem gesagt wird, es enthalte alle Laute, ist das meistbenutzte Mantra in Indien – allein oder als Anfang längerer Mantras.

Als nächstes beginnen Sie mit der passiven Konzentration auf eine bildhafte Vorstellung. Versuchen Sie, das Gefühl des Wohlbefindens und der Wärme, das Sie erfüllte, als Sie zufrieden an einem sonnigen Strand lagen oder nach einem schönen sexuellen Erlebnis, zu vergegenwärtigen und neu zu verkosten. Einige Meditierende üben die Farbmeditation und beginnen damit, in ihrem Geist Farben aufleuchten zu lassen – ein reines orangefarbenes Licht oder die Farben des Regenbogens. Andere Adepten stellen sich eine strahlende, vielblättrige Lotusblüte auf ihrem Scheitel vor. Später kann darauf die Meditation über abstrakte Begriffe wie Freude, die Große Befreiung oder Erleuchtung folgen.

Vielleicht wollen Sie auch Mantras in Sanskrit verwenden, wie die folgenden:

Om mani padme hum – Das Juwel ist in der Lotosblüte.
Sat nam – Wahrheit ist mein Name, oder Identität.
Om namah Shivay(a)* – Sein, Bewußtsein, Freude.
Om Shiva Shakti Ganganath(a) – Shiva, Gemahl, Lehrer des Ganges.
Om Bhagavan Gurudev(a) – Gott, göttlicher Lehrer.

Nach der tantrischen Lehre haben diese Sanskrit-Mantras zwei Funktionen: die Bedeutung und den Klang. Eines steht fest: Mantras wie ›Sat nam‹, laut ausgesprochen, fast gesungen, während des Atemholens und -anhaltens, verursachen oft eine Resonanz in Kopf und Körper, durch die jeder unnatürlich angespannte Muskel gelockert wird.

Wenn Sie einmal gelernt haben, sich von Ihren Sorgen zu lösen, können Sie überall und zu jeder Zeit diesen befreiten Zustand der Freude erreichen, selbst dann, wenn Sie in einem Zahnarztstuhl sitzen. Wenn diese Übungen speziell der Steigerung Ihrer sexuellen Kräfte dienen sollen, meditieren Sie über ein leuchtendes Shiva-Lingam oder ein anderes tantrisches Bild wie zum Beispiel eine Gottheit in einer der vielen sexuellen Stellungen. Während dieses höchst suggestiblen Zustandes wird die Kraft des positiven Denkens Ihnen helfen, sich selbst zu wandeln und zu erneuern, so zu werden, wie Sie gerne sein möchten.

Eine plastische optische Vorstellung erlaubt Ihnen, Ihre Persönlichkeit zu verändern, indem Sie Ihre Fehler sehen und

* Diese Wörter haben einen Sanskrit-Ursprung, werden aber gewöhnlich umgangssprachlich angewandt, dabei bleibt das Schluß-a stumm.

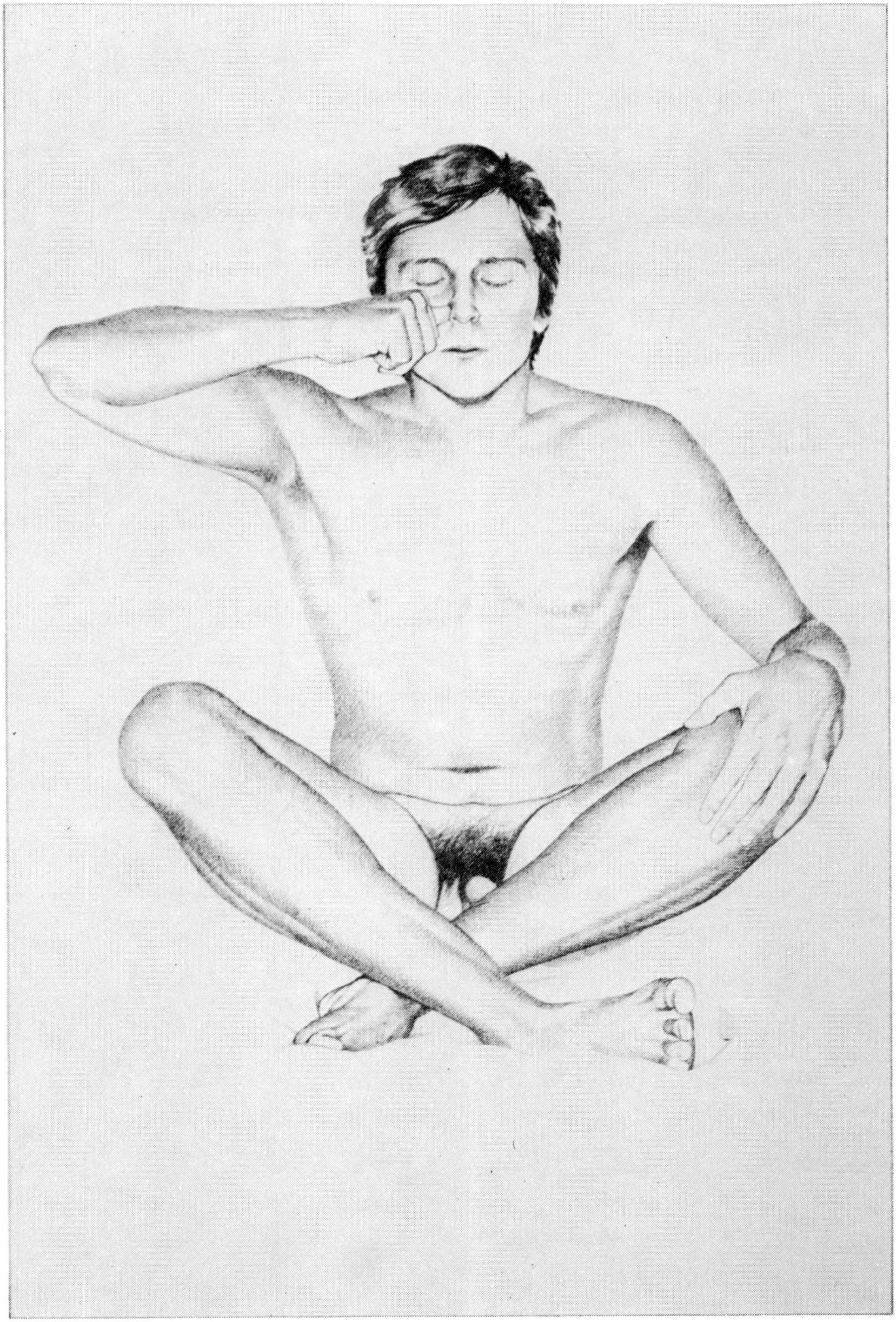

auszulöschen wünschen. Das Bild des Wesens, das Sie gerne sein möchten, wird dann in einem leuchtenden Rahmen erscheinen und sich Tag für Tag klarer abzeichnen. ›Ein Mensch wird das, was er meditiert.‹

Das Leben gewinnt an Sinn und Bedeutung, wenn Sie lernen, die Welt als strahlend schön und andere als gottesähnlich anzuschauen. Inmitten der Stürme des täglichen Lebens bleibt der Geist ruhig, er ist erfüllt von einer leuchtenden Vision, zuerst der einer Lotusblüte und dann der des Klaren Lichts, das einer Art elektromagnetischem Impuls gleicht und das keine Form besitzt.

Mit den gleichen Mitteln können sexuelle Kräfte geweckt und gesteigert werden. Sind Sie ein Mann, so stellen Sie sich selbst als Shiva mit erigiertem Lingam vor, den die Frauen verehren wollen; stellen Sie sich die Potenz vor, die in Ihrem flammenden Muladhara-Zentrum liegt, und die Sie zu unvorstellbarer Vitalität erwecken können. Warum sollten Sie nicht eigene Mantras ersinnen, wiederholen und meditieren, etwa: »Ich werde immer potenter und potenter, größer und größer, härter und härter.« Sind Sie eine Frau, so wurden Sie vielleicht das ganze Leben lang gelehrt, schamhaft zu sein, Ihre sexuellen Wünsche zurückzuhalten, manchmal sogar, Ihre Genitalien als etwas Unschönes zu betrachten. Stellen Sie sich nunmehr vor, daß die Tantriker Sie verehren, und sehen Sie sich selbst als Shakti, als das aktive Prinzip der Schöpfung, Spenderin des Lebens und Vergnügens, mit einem nie erlöschenden Kamin innerer Energie, die nur darauf wartet, geweckt zu werden. Ob Mann oder Frau, sehen Sie sich selbst als diamantenes Wesen, unzugänglich für Leid und bereit für die Befreiung.

Wie Wilhelm Reich festgestellt hat, ergeben sich sexuelle Probleme aus der inneren Einstellung heraus. Männer und Frauen, die Angst davor haben, von der Erregung übermannt zu werden und ihrer Spannung Erlösung zu gewähren, behalten eine Frustration zurück, die er Sexualstau nannte. Die körperlichen und geistigen Yogaübungen helfen nicht nur,

Neurosen abzubauen und den Panzer zu sprengen, der spontane Impulse hemmt, sondern lehren auch, wie man sich gehenlassen, sich öffnen und sich hingeben, wie man Sinnenfreude und Vergnügen genießen und volle sexuelle Befreiung erlangen kann.

Denken Sie daran, daß sowohl äußere wie innere Übungen notwendig sind, um dem Pfad des Vergnügens zu folgen. Die äußeren sind viel leichter zu beschreiben als die inneren, doch eine Reihe von spirituell Erfahrenen haben uns Anleitungen hinterlassen.

Erfahrene tibetanische Yogis berichten, daß sie auch als Fortgeschrittene mindestens vier Stadien durchlaufen mußten, ehe sie die Vision des Klaren Lichts erreichten. Während dieser Zeit entwickelten sie ungewöhnliche Fähigkeiten wie die des Gedankenlesens, der Telepathie, des Hellsehens und des Voraussagens von Gefahr und Tod, des Tum-mo, d.h. der bewußten und willentlichen Steigerung der Körpertemperatur, um den Schneestürmen des Himalaja zu trotzen, der Kraft, auf paranormalem Weg zu heilen, und einiges mehr.

Über körperliches Wohlbefinden hinaus kann Meditation zu Bhakti führen, der mystischen Erfahrung, die Sie Ihren wesentlichen Kern, ›den Kern des Seins‹, erkennen läßt.

Ritual-Meditation

Ein tantrischer Guru aus Kalimpong in Indien gibt einige Anregungen für Meditationsübungen während des Großen Vergnügungs-Rituals oder Vajra-Liebesrituals (vajra bedeutet Licht, Diamant und Penis). Dieses buddhistische Vajrayana-Ritual geht auf das 8. Jahrhundert zurück, wo es besonders in Ostindien sehr beliebt war.

Dieses Ritual, das man zelebrieren oder sich im Geist vorstellen kann, gleicht in den Grundzügen dem, das Sie bereits kennen; es vereinigen sich ein Mann und eine Frau; dabei müssen sich der männliche bindu (tibet. thig-le), der Samen, mit den weiblichen Sekreten richtig vermischen. Man bevorzugt die Tage, an denen die Frau ihre Periode hat. Dem männlichen Schüler, der mit den vier Stadien des Vajra-Liebesrituals beginnt, sollte von einer Dakini oder Shakti geholfen werden, die in den realen Liebeskünsten bereits erfahren ist.

Während des ersten Stadiums identifiziert sich das Ego des Mannes mit der begehrten Frau, der schönen und bezaubernden Dakini, und umgekehrt. Der Mann fühlt das Verlangen: »Ich möchte an deinem Körper sterben.«

Die ganze Welt versinkt, sein Geist ist leer. Nichts kann ihn von seiner Konzentration auf den Liebesakt ablenken. Keine andere Meditation könnte so natürlich bewirken, alles, auch jeden falschen Schein, zu vergessen, wie diese Konzentration des Vajra-Liebesrituals. Vajra-Liebe ist rein und ohne Reflexionen. Im Liebesakt wird die eigene Person bedeutungslos. Im nächsten Stadium berühren sich die männlichen und weiblichen Geschlechtsorgane, die Energien der Shakti und des Shakta strömen, und ›Weisheits-Tropfen‹ werden ausgetauscht. Während dieser Vereinigung gibt es weder Subjekt noch Objekt.

Das Paar kann mehrere sexuelle Asanas oder Stellungen versuchen, bis der Mann den innigsten Kontakt mit dem ›Großen Vergnügen-Weisheits-Nerv‹ in der Yoni der Dakini gefunden hat. Dann vergißt er seine eigene Existenz und versinkt im Gefühl der vollkommenen Liebesvereinigung. Die beiden Personen werden gleichsam in eine integriert. Auf dem Höhepunkt vereinigen sich weiße Tropfen des Mit-Leidens, die vom Mann, und rote Tropfen der ›Weisheitsenergie‹, die von der Frau kommen.

Ist die Vajra-Liebesmeditation erfolgreich, so wird das Paar nunmehr die Große Freude der Erleuchtung erfahren.

Ein tantrischer Buddhist aus Tibet schlägt einen anderen Vajrayana-Pfad der buddhistischen Erleuchtung vor: die Meditation vor dem Bild oder der Statue eines Gottes, der sich mit seiner Dakini vereint. Die Göttin hält ein Szepter und eine Glocke in der Hand, welche die Berührung alles Polaren, wie Männlich und Weiblich, Weisheit und Gedankenkraft, symbolisieren. Die Shakti ist die Kraft oder Potenz des Gottes. Den Gott stellt man sich vor als zurückgezogen, in der Transzendenz verharrend, während die Göttin aktiv in der Welt tätig ist. Er oder sein ›weibliches Spiegelbild‹ hält ein Ritualmesser und ein abgetrenntes Schädeldach in der Hand, Symbol dafür, daß man sich aus der Ich-Bindung lösen und auf eigensüchtige Gedanken verzichten muß, so daß die Schädelschale gefüllt wird mit dem Blut der Großen Seligkeit.

Um sich von den heimlichen Giften Täuschung, Anhänglichkeit, Eifersucht, Feindschaft und Egoismus zu befreien, müssen Sie sich ständig zur Disziplin erziehen. Bleiben Sie im Jetzt, erfahren Sie das Jetzt. Nehmen Sie sich ein Beispiel an der Selbstlosigkeit des Bodhisattvas. Reinigen Sie sich vom Egoismus, überwinden Sie Ihren Hang zur Isolation. Meditieren Sie über die Taten der Nächstenliebe der Bodhisattvas. Liebe strahlt starke Wärme aus. Fühlen Sie sie. Dann gehen Sie über in das zweite Stadium der Weisheit. Nunmehr entdecken Sie den vielfarbigen Mandala-Regenbogen. Jede seiner Farben gleicht einem Juwel. Hier werden Energien sichtbar, und ihr Licht ist nichts Äußerliches mehr, sondern ein Teil Ihrer selbst. Entwickeln Sie das transzendentale Wissen der ›Ichlosigkeit‹. Reißen Sie die Mauern nieder zwischen ›dies‹ und ›jenes‹, ich und du. Der ›Tod der Nichtigkeit‹ bringt Geburt. Sie werden hineingeboren in das reine Licht.

Das ist das vajraähnliche Samadhi – die innere Erfahrung der Erleuchtung. Farben sprechen, Formen und Bewegungen sprechen, es gibt keinen Raum mehr. Die Wahrnehmung der kosmischen Energie ist stark und überwältigend. Weichen Sie nicht vor dem Klaren Licht zurück, auch wenn es Sie blendet. Kommunizieren Sie mit dem Universum. Werden Sie sich der destruktiven wie auch der konstruktiven Elemente und positiven Aspekte der Energie bewußt.

Das nächste Stadium ist das Mahamudra oder Große Weltschauspiel, in dem Sie das Universum auf einer absoluten Ebene sehen. Hier fühlen Sie die Weisheit des Gleichmutes; lassen Sie sich erfüllen, seien Sie offen, und Sie werden der Großen Freude teilhaftig werden. Sie schauen jenseits von Raum und Zeit und fühlen den Vajra-Stolz darüber, daß Sie das ›heldenhafte Eins‹ sind. Sie erfahren pulsierend sich ausbreitende Energie und strahlendes Bewußtsein.

Niemand versteht bis jetzt genau die elektrochemischen Aktivitäten unseres Gehirns, die wir Bewußtsein nennen, oder die Veränderungen, die Ekstase hervorrufen. Doch die tantrische Metapher von Kundalinis Schlange, die sich erhebt und sich mit Shiva im Gehirn vereinigt, fand kürzlich eine wissenschaftliche Erklärung. Der amerikanische Wissenschaftler Robert Health hat entdeckt, daß während des Orgasmus tatsächlich eine elektrische Entladung im Gehirn stattfindet, die er mit dem Elektroenzephalographen aufzeichnete.*

Einmal mit Atemkontrolle und Meditation vertraut, sollten Sie beginnen, sich Kundalinis aufsteigende Schlangenkraft optisch vorzustellen. Bringen Sie Ihren Atem unter Kontrolle und ziehen Sie, während Sie tief einatmen, Ihren Anus zusammen und dann hoch. Halten Sie den Atem an und beugen Sie den Kopf nach vorne, pressen Sie Ihr Kinn fest gegen den Hals. Dann atmen Sie wieder aus und ziehen den Nabel hoch, bis der Bauch ganz flach ist; dieser Saugdruck erzeugt innere Schwingungen.

Während dieser ganzen Übung sehen Sie Kundalinis Reaktion auf diese Schwingungen vor sich. Wenn Kundalini aufsteigt und durch die Energiezentren oder Chakras emporwandert, setzt sie Energien frei, bis sie sich schließlich im Gehirn mit Shiva vereinigt und dabei strahlende Visionen hervorruft.

In seinem Buch ›Höheres Bewußtsein‹** beschreibt Gopi

* R. G. Health, Pleasure and Brain Activity in Man, J. Nerv. Ment. Dis. 154, 3–18 (1972)

**Deutscher Titel: Höheres Bewußtsein. Die evolutionäre Kundalini-Kraft.

Krishna die große Schönheit seiner Kundalini-Erfahrung und das kalte, dumpfe Gefühl seines Körpers, als er zum rationalen Bewußtsein zurückkehrte. Er beschreibt auch den starken Aufschwung an Energie und die bleibenden Wirkungen. Westliche Menschen, die ihn in Kaschmir trafen, waren fasziniert von dem Glanz seiner leise lächelnden Augen.

Eine Reihe von Autoren glauben, daß nicht nur die Tantriker das Aufsteigen der Kundalini-Energie durch die Wirbelsäule kennen, sondern auch die Religionen Mesopotamiens und des Mittelmeerraumes. Sie haben es in den Merkurstäben – zwei Schlangen, die sich um einen Stab winden – und im Äskulapstab symbolisch ausgedrückt. Kundalini kann in verschiedenen Graden und Formen erlebt werden. Manche Yogis beschreiben nur das höhere Bewußtsein und die gesteigerte Vitalität, andere hören den brausenden Ton und sehen das blendende Licht, das Gopi Krishnas Leben veränderte.

Techniken, mit denen die Räder in Schwung gehalten werden

Sexualität ist in ihrer elementaren Form eine biologische Notwendigkeit, in höherer Vollendung wird sie zur mystischen Erfahrung. Genau wie Literatur, Musik oder Malerei vulgär oder geschmackvoll, triviale Unterhaltung oder ernsthafte Epik, profane Journalistik oder romantische Dichtung sein können, so kann auch die Sexualität auf vielerlei Art erlebt werden: als Vergnügen, als eine Art Spiel, als Möglichkeit, das Wunder der Schöpfung zu feiern, und als Weg, auf dem man zur Einheit mit dem Universum gelangt. Sexualität kann animalisches Abreagieren der Triebe, Ersatzbefriedigung, Leistungsbeweis und Selbstbestätigung oder aber eine überwältigende Erfahrung sein.

Die meisten Bücher der letzten Jahre über Sexualität sind legerer und liberaler Art und bringen dem Leser die Grundbegriffe in unverkrampfter Form nahe. Den höheren Formen sexueller Erfahrung kann man sich jedoch nur mit Ehrfurcht nähern.

Keine andere Literatur in der Geschichte bekennt sich so offen zur Sexualität, ist so pro-erotisch wie die tantrische Tradition. Viele dieser alten Bücher enthalten wunderschöne Bilder, auf denen die sexuellen Asanas dargestellt sind. Die Tantriker schmücken ihre Tempel mit erotischen Statuen, um die Tempelbesucher zu erfreuen und anzuregen. Viele dieser Statuen zeigen das göttliche Paar in inniger Umarmung oder sexueller Vereinigung. Manche Götter sind wahre Helden sexueller Potenz, es gelingt ihnen, mehrere Frauen gleichzeitig sexuell zu befriedigen.

Die reiche erotische Tradition Indiens war nicht auf die Tantriker beschränkt. Alle erwachsenen Inder wissen etwas von der ›Kama Shastra‹, den Lehren über die Liebeskunst. Im Westen sind vor allem zwei Werke bekannt, das ›Kama Sutra‹ und das ›Ananga Ranga‹, doch gab es früher an die hundert Quellen zum Thema der körperlichen Liebe. Diese beiden Handbücher der Erotik sowie Dichtungen, wie die von Chandi Das und Jayaveda, waren mit schönen Miniaturmalereien illustriert. Sogar religiöse Werke enthielten eine Vielzahl von erotischen Anspielungen. Die Tantriker bauten auf der Grundlage dieses Wissens auf und verfeinerten die Praktiken und Stellungen, um in jedem einzelnen das Erleben ekstatischer Höhepunkte zu fördern und zu verstärken.

In den meisten westlichen Kulturen gab es nur eine Form gesetzlich und gesellschaftlich erlaubten Sexualverhaltens. Diese sexuelle Diktatur erlaubte nur heterosexuellen Verkehr in einigen wenigen ›natürlichen‹, ›normalen‹ Stellungen zwischen in aller Form verheirateten Partnern. Wer sich nicht daran hielt, wurde verfolgt. Sadistische Gesetze zur Regelung des Sexualverhaltens existieren heute noch in den meisten Ländern. Würden sie in die Tat umgesetzt, so säßen wohl die meisten Anhänger weltoffener Ideen im Gefängnis.

Andererseits haben jedoch viele Menschen die Mannigfaltigkeit an Bedürfnissen und das Recht jedes einzelnen, seinen eigenen Weg zu gehen, erkannt. Alles ist erlaubt, wenn wir dabei nicht andere oder uns selbst verletzen. Albert Ellis, einer der Führer im Kampf für sexuelle Freiheit, glaubt, daß viele Menschen zu krank sind oder auf einer zu niedrigen Bewußtseinsstufe stehen, um Sexualität mit Zuneigung und Liebe zu erleben. Lassen wir ihnen ihre kalten Vergnügen und wenden wir uns den tantrischen Lehren zu. Denn Sexualität verbunden mit Liebe ist der Tantrische Pfad des Vergnügens.

Primitive Kulturen haben oft das Gemeinschaftsleben besser geregelt und kultiviert als wir. Sie haben sich das Gefühl für das Mysteriöse und Heilige der biologischen Lebensgrundlage bewahrt, genau wie die kleinen Kinder: So fragte neulich der Sohn einer meiner Freundinnen, als er vom Geheimnis der Empfängnis erfuhr: »Wann ist dieses Fest?«

Abwechslung ist in allen menschlichen Lebensbereichen notwendig, besonders jedoch im Schlafzimmer einer etablierten Ehe oder Freundschaft. Diejenigen unter uns, die Monogamie bevorzugen, sollten immer für Abwechslung und für ein Überraschungsmoment sorgen. Lieben Sie einander an ungewöhnlichen Plätzen. Schaffen Sie eine erotische Atmosphäre. Ziehen Sie sich aufreizend an. Tanzen Sie im dämmrigen Licht zum pulsierenden Takt einer Musik, die keine anderen Gedanken aufkommen läßt. Manche bringen sich dadurch in Stimmung, daß sie Dinge tun, von denen man uns lehrte, sie seien verboten, zum Beispiel zusammen zu masturbieren. Wenn ein Mann scheu ist und zu wenig Offensive zeigt, kann die Frau Vergewaltigung spielen, und er kann es genießen, indem er ihr zu Willen ist.

Zu den Dingen, die eine Liebesbeziehung fördern und ihr Schönheit verleihen, gehört es, sich Zeit zu nehmen. Zeit, etwas zu tun, Zeit zu lesen, Zeit zum Nachdenken, zum Träumen und zum Erinnern. Das wird in einer Ehe oft allzuleicht vergessen. Warum sollten wir erotische Literatur und Anleitungen zu sexueller Aktivität nicht genauso austauschen wie übliche Bücher. Viele haben eine richtige Bibliothek an Kochbüchern, warum nicht auch eine an erotischer Literatur?

Eine Frau sollte nicht zu schüchtern dazu sein, eine führende, jedoch einfühlsame und nicht fordernde Rolle im Liebesspiel einzunehmen. Radha bereitete das Bett aus Blättern und riskierte alles – sie war verheiratet – für ihre Liebestreffen mit Krishna im Wald. Lassen auch Sie sich das knisternde Gefühl von etwas Abenteuerlichem in Ihrem Liebesleben nicht entgehen. Mit Ausnahme der Kurtisanen, die aus Konkurrenzgründen ihre Geheimnisse untereinander ungern austauschten, trugen Männer die Last des Fachwissens auf ihren Schultern und fühlten den Zwang, die Initiative ergreifen zu müssen. In mehreren Gesellschaften wandten die Männer bei ihren Ehefrauen andere Sexualpraktiken an als bei ihren Kurtisanen. Erstere dienten dem Zweck der Zeugung, letztere dem Vergnügen. Man hielt die Vaterschafts- und Besitzansprüche des Mannes für besser geschützt, wenn seine Frau über die vielen schönen Möglichkeiten der körperlichen Liebe unwissend gehalten wurde. Heute jedoch, im Zeitalter der Gleichberechtigung und Emanzipation der Frau, hat sich diese Situation geändert. Generationenlang verglichen die Dichter den Körper einer Frau in den Händen des Mannes mit einer Geige in den Händen eines Virtuosen. Diese alte Theorie vom Solospiel des Mannes ist endgültig überholt. Heute, da wir eine reifere Einstellung gefunden haben, sprechen wir vom Duett. Auch ein männlicher Körper kann bis zur Perfektion ›gespielt‹ werden. Die Partnerschaft lebt aus gegenseitiger Verantwortung und gegenseitigem Geben und Nehmen.

Lernen Sie die vielgestaltige Sexualität, mit der Sie und andere geboren wurden, und ihre vielfältigen Praktiken kennen. Menschen, die das Leben lieben, lieben gewöhnlich auch die Sexualität – und Sexualität verbindet Sie mit dem Leben.

Suggestive Verführung

Die tantrische Idee der ›zufälligen Umarmung‹ ist sehr subtil. Damit ist wirklich eine ›zufällige‹ dezente Berührung zweier Personen verschiedenen Geschlechtes gemeint.

Auch ein suggestives Gespräch kann eine wirksame und feinsinnige Form des Vorspiels sein, das im Intellekt beginnt und erst danach den Körper einbezieht. Versuchen Sie es morgens, wenn Sie beide frisch und gestärkt aufwachen und noch Zeit haben. Sprechen Sie über erotische Themen aus dem Alltag oder der Literatur – mit einem abwesenden Freund können Sie telefonieren, und wenn Sie ihn klug umwerben, wird er (oder sie) nicht mehr lange abwesend sein. Sehen Sie sich von Zeit zu Zeit einen erotischen Film an, besonders dann, wenn Ihre eigenen Kräfte gerade einer Auffrischung bedürfen, aber treffen Sie Ihre Wahl sorgfältig. Geschmacklose Filme können das genaue Gegenteil bewirken. Suchen Sie sich etwas Schönes, Anregendes aus, bevor Sie es sich mit jemandem ansehen, den Sie für sich gewinnen wollen.

Auch ein beruhigendes Gespräch kann ein wichtiger Teil des Vorspiels sein, besonders mit einem neuen Partner. Ermutigen Sie Ihren Partner oder Ihre Partnerin, über private Dinge, Depressionen, Träume, schmerzhafte Erfahrungen und Sorgen zu sprechen, und versuchen Sie, aufmunternd einzuwirken.

Küsse

Ursprünglich glaubte man, im Kuß vermischten sich die Seelen, denn der Atem wurde mit dem Leben gleichgesetzt. Die Japaner, Chinesen und Eskimos konzentrieren sich immer noch stärker auf den Atem als auf das tiefe Eindringen in den Mund des anderen und suchen auch über die Nase Kontakt, indem sie den Atem und den Hautgeruch des anderen in sich aufnehmen. Sie können lernen, alle Techniken zu genießen, den Nasenkuß, den Zungenkuß, den zarten Kuß auf Hände, Augen. Sie können jeden Teil des Körpers, vom Scheitel bis zur Sohle, küssen, sich auf Achselhöhlen und Genitalien konzentrieren oder auf die glatte, weiche Haut an der Innenseite der Oberschenkel, auf den Nabel oder den Nacken – eine besonders empfindsame Stelle. Das meiste ist allgemeine Praxis, aber Ihre eigenen Nuancen machen das Besondere aus. Fassen Sie Ihren Partner an den Haaren, ziehen Sie ihn sanft zu sich heran, küssen Sie ihn auf den Mund und erforschen Sie mit Ihrer Zunge jeden Spalt und jeden Winkel. Führen Sie, wenn Sie in verspielter Stimmung sind, einen Zungenkrieg, oder küssen Sie einander ehrfurchtsvoll, so, ›als ob Sie das Wasser des Lebens einsaugen wollten‹. Versuchen Sie zu differenzieren, nehmen Sie neue, überraschende Varianten in Ihr Repertoire auf: Küssen Sie, indem Sie nur die Unterlippe bewegen, um damit die Lippen, die sich an die Ihren drücken, zu liebkosen. Berühren Sie verspielt seine oder Ihre Lippen mit der Zunge, nehmen Sie beide Lippen zwischen die Ihren, kämpfen Sie miteinander, um zu sehen, wer den Mund des Partners mit seiner Zunge ausfüllen kann, ohne gleich wieder hinausgedrängt zu werden und den andern einlassen zu müssen. Auch der Austausch eines alkoholischen Getränkes von Mund zu Mund ist eine reizvolle Nuance.

Nach Stunden zärtlichen Küssens bleiben die Lippen manchmal leicht geschwollen und wirken voller als gewöhnlich – eine manchmal Tage währende Erinnerung an dieses schöne Erlebnis. Tiefes Küssen oder Mundverkehr mit steifer Zunge ist eine Nachahmung des Geschlechtsverkehrs und für die Frau eine Möglichkeit, in den Mann einzudringen. Es bedeutet doppelte Vereinigung. Wenn man heftig atmet und den Hauch des anderen tief in sich aufnimmt, kann eine leichte Benommenheit eintreten mit dem Gefühl, in die Höhe gehoben und im Flug weggerissen zu werden.

Liebesspiel

Die erotische Tradition der Inder hat schon lange das Liebesspiel als gute Möglichkeit zum Abbau von Aggressionen erkannt. Raffiniert erdachte Spiele von Vorherrschaft und Unterwerfung werden gespielt, und obwohl Frauen im allgemeinen als erotischer gelten, raten ihnen einige Autoren, die Verführte zu mimen; Intimitäten nicht zu erzwingen, sondern sich gelegentlich zu wehren – ganz gleich, wie sehr sie den Wunsch haben, genommen zu werden, um so den Vergewaltigungsinstinkt beider Partner zu wecken. Aber seien Sie sowohl Löwe als Lamm: diese sexuelle Aggression geht nicht bis zum Äußersten, nicht bis zur echten Vergewaltigung. Die Männer lernen, über ihre Frauen zu siegen durch die bewährteste aller Methoden – Rücksichtnahme und Freundlichkeit.

Das Ausmaß Ihrer Erregung verraten Sie durch Stöhnen,

Schreie oder Atemstöße, die Ihren Partner bei der Wahl seiner Techniken leiten und ihm zeigen, wie nahe Sie dem Orgasmus sind. Wir alle haben eine geheime erogene Zone, die voller sexueller Energie steckt, die Muladhara Chakra zwischen den Genitalien und der Afteröffnung. In diesem Zentrum ruht die schlafende Schlange, die Kraft genug besitzt, eine Sonnenlanze in Ihren Schädel zu schleudern. Liebkosen, necken, lecken, drücken, beklopfen Sie sie während des Vorspiels, um Kundalini zu wecken. Sprechen Sie mit Ihrem Partner über die Bedeutung Kundalinis, über deren Bewegungen und Windungen, damit sich später im Ritual auch der Zustand des Samadhi einstellt. Ist Ihr Muladhara-Zentrum zunächst nicht erogen, so kann dessen Sensitivität innerhalb kurzer Zeit geweckt werden.

Scheuen Sie sich nicht davor zu sagen, was Ihnen gefällt, oder durch Blicke oder Berührungen auszudrücken, wie Sie es gerne haben. Lenken Sie Ihren Blick auf die Brust oder den Schenkel, den Ihr Partner berühren soll, und führen Sie seine Hand oder seinen Mund dorthin, wo es am schönsten ist. Zeigen Sie ihm durch Veränderung des Drucks, ob Sie es schwächer oder stärker wollen.

Sanfte Schläge auf die Brust oder den Rücken des Partners, wenn Sie kommen, können viel von Ihrer Erregung auf den Partner übertragen.

Den verschiedenen Arten, die Haut zu reizen, wird in den Tantras und allen indischen erotischen Schriften besonders viel Aufmerksamkeit geschenkt. Sanftes Blasen regt das Muladhara-Zentrum an, fördert die Durchblutung der Hinterbacken und die Aufrichtung der Brustwarzen. Kontrollierte Liebesbisse, sanftes Kratzen und Blasen – mehr oder weniger heftig, je nach Wunsch des Partners – sind eine gute Möglichkeit, um Aggressionen loszuwerden und um die sexuelle Erregung zu steigern. Das bedeutet aber nicht, daß man dem Partner blutige Striemen oder Wunden zufügt – die würden Ihnen nicht vergeben werden. ›Knutschflecke‹ entstehen durch sanftes, schmerzloses Saugen und nicht durch Beißen.

Eine federleichte Berührung mit den Fingernägeln kann die Wurzeln des Körperhaares und die Hautoberfläche des ganzen Körpers erregen. Machen Sie das, bis Sie spüren, wie Ihr Partner erschauert.

Das Kratzen mit den Fingernägeln erfordert besondere Kunst. Sorgfältige Pflege der Nägel ist unerläßlich – sie müssen glatt und sauber sein. Sieht man die Male dann Stunden später, so vertiefen sie die Erinnerung an die Liebesstunden. Liebende sollten vor Freude glühen, wenn sie die Stunden, die diese Male hervorgerufen haben, in Gedanken wiedererleben, und stolz darauf sein, so viel Leidenschaft in einem anderen erweckt zu haben. (Natürlich wird kein Mann mit einem Funken Verstand sichtbare Zeichen auf dem Körper einer Frau hinterlassen, die mit einem anderen verheiratet ist.) Im alten Indien riefen solche Liebesmale Ehrfurcht vor der erotischen Kraft hervor, die hinter diesen Zeichen der Leidenschaft steckte.

Die Bezeichnungen des Sanskrit und des Hindi für diese Nägelmuster sind sehr anschaulich. Das ›Ananga Ranga‹ beschreibt eines der bezauberndsten und eindrucksvollsten Muster, das Mayurpada, d.h. den Pfauenfuß: »Das Mayurpada entsteht, wenn man den Daumen auf die Brustwarze und die übrigen vier Finger daneben auf die Brust legt und gleichzeitig mit allen Fingern drückt, bis der Eindruck der Spur gleicht, die ein Pfau auf weichem Untergrund hinterläßt.« (Selbst heute noch können Reisende in Radschasthan und anderen Gegenden Indiens wild herumlaufende Pfauen sehen.) Auch die Brustwarzen der Männer sind sehr empfindlich, denken Sie daran. Als weitere Zeichen, mit denen Sie Ihren Partner kitzeln können, nennt Vatsyana: Eine Linie, Einen Kreis, Eine Tigerklaue, Das Blatt eines blauen Lotus und Der Sprung eines Hasen (wenn mit den Fingernägeln fünf nebeneinanderliegende Eindrücke in der Nähe der Brust gemacht werden).

Beißen

Die erotische Literatur Indiens führt als weiteres Mittel zur Erregungssteigerung das Beißen an – ich würde hier allerdings lieber von Knabbern oder Mit-den-Zähnen-Pressen sprechen, da ich nicht glaube, daß großer Schmerz, mit Ausnahme für einige wenige, ein erotisches Stimulans ist. Um Ihren Partner in der Hitze der Leidenschaft nicht zu verletzen, versuchen Sie einmal die ›Koralle-und-Juwel‹-Technik, bei der man mit den oberen Zähnen und der Unterlippe zart beißt, oder knabbern Sie an der Innenseite der Lippe Ihres oder Ihrer Geliebten. Sie können auch ein Spiel daraus machen, den Körper Ihres Partners mit einem ›Bindu Dashana‹ verzieren, kleinen Flecken, die durch Eindrücken mit den beiden Vorderzähnen entstehen, oder mit ›Einer Linie aus Punkten‹ (eng nebeneinander liegende Bisse), ›Einer Linie aus Juwelen‹ (öffnen Sie dabei Ihren Mund etwas weiter), einer ›Wolke‹ (ein großer runder Biß auf der Brust) oder einem Halsband aus kleinen sanften Bissen Ihrer oberen Zähne. Bewundern Sie gegenseitig die Schönheit dieser Werke, bevor sie wieder verblassen. Stärkere, leidenschaftlichere Kratzer und Bisse sind Ausdruck des Orgasmus, bei dem man sich völlig gehenläßt. Aber seien Sie vorsichtig und nicht zu stürmisch, denn niemand möchte gern vom Liebeslager aufstehen und dabei aussehen und sich fühlen, als wäre er gerade durch ein Dornengestrüpp gekrochen. Hunde beißen im Spiel ganz sanft zu, und das können Sie auch. Oder beißen Sie mehr mit den Lippen als mit den Zähnen, so wie Pferde es manchmal tun, und graben Sie sich in den Körper des Geliebten nur mit den Fingerkuppen und nicht mit den Fingernägeln ein. Passen Sie auf, daß Sie im Augenblick des Orgasmus keinen Körperteil im Mund oder zwischen den Zähnen haben, denn Ihre Kiefer könnten sich im Krampf verklemmen und schmerzhafte Verletzungen verursachen. Beißen Sie statt dessen in sein oder ihr Kopfhaar oder in ein Kissen, wenn es Ihnen zur Entspannung hilft.

Das Hinterlassen von solchen Liebesmalen mit den Zähnen und Fingernägeln ist eine deutlich sichtbare Erinnerung an Liebesstunden, eine andere aber, die das ›Kama Shastra‹ übersah, das Aufbewahren des warmen, duftenden Samens im Inneren der Frau, bis er, Minuten oder Stunden später, wie eine geheime Quelle der Erinnerung hervorströmt.

Füße

Der erotische Reiz der Füße steht bei uns nicht so hoch im Kurs. Kommt es daher, daß die Griechen meinten, die Füße bestünden aus einem weniger wertvollen Material als der Kopf? Kommt es daher, daß unsere Vorfahren aus kalten Klimazonen kamen, in denen die Füße (und natürlich auch der Rest des Körpers) selten unbekleidet waren und wenig gewaschen wurden?

Im Mittleren Orient stecken die Füße in der Regel ohne Strümpfe in Sandalen, und das gegenseitige Waschen und Küssen der Füße ist ein Ausdruck großer Ehrerbietung und Zuneigung. Davon berichtet auch das Neue Testament.

Die Füße sind in der Tat mit die erogensten und empfindlichsten Stellen des ganzen Körpers, und in der indischen Erotik spielen sie eine wichtige Rolle. Liebkosen Sie beim Vorspiel die Zehen und ihre Zwischenräume, die Kuppen der großen Zehen, lecken, nagen und saugen Sie daran, aber halten Sie dabei den Fuß fest, sonst könnte das lustvolle Gefühl, das ihr Partner dabei empfindet, leicht zu Zuckungen und einem unbeabsichtigten Tritt führen.

Die Frau kann auch den Mann, der zwischen ihre Füße kommt, zärtlich an den Sohlen festhalten.

Der Geruch der Füße kann – wenn er nicht zu stark ist – fast genauso erregend sein wie der Geruch der Genitalien. Die Inder haben mit Moschusdüften, Ölen und Juwelen stets die Aufmerksamkeit auf die Füße gelenkt. Sie massierten die Füße und färbten nicht nur die Zehennägel, sondern oft die ganze Sohle und die Zehenkuppen mit rotem Henna.

Haare

Sie können sich an den Haaren halten, während Sie sich lieben, oder das Haar zwischen die Brüste legen. Sie können am Haar riechen, es in den Mund nehmen und Ihres und das Ihres Partners vermischen, besonders, wenn das eine hell, das andere dunkel ist. Dann liebkosen Sie es, fahren mit den Fingern oder den Nägeln durch das Haar oder entlang der Kopfhaut, als ob Sie es kämmen wollten, wobei Sie es sanft hochheben und an ihm ziehen, um das volle Gefühl für seine Dichte und Schönheit zu bekommen.

Die Umarmung

Umarmungen können zart oder fest sein, je nachdem, ob Sie gerade Lamm oder Tiger sind. Eine Frau fühlt sich leicht gedemütigt, wenn sie nicht vor, bei und nach dem Koitus umarmt wird. Vergessen Sie nicht die Möglichkeit einer Verführung, die in einer zufälligen Berührung liegt, besonders wenn die Brüste der Frau den Arm oder Brustkasten des Mannes streifen, oder den gesellschaftlich anerkannten Verkehr, das Petting, während des Tanzes, bei dem man sich fest aneinanderdrücken kann. Auch beieinander zu stehen, und sich zu unterhalten, kann in unserer Kultur eine feinsinnige Umarmung von großer Kraft bedeuten. Versuchen Sie auch die zärtliche Umarmung, bei der Sie die Stirn einer geliebten Person sanft an die eigene drücken und ihr dabei in die Augen sehen, und pressen Sie Brüste und Oberschenkel aneinander.

Umarmen Sie sich wie ›eine Mischung aus Milch und Wasser‹, wie es im Kamasutra heißt, die Körper ineinander verschlungen, bis man sie nicht mehr unterscheiden kann.

Massage

Massage und Sexualität gehören zusammen wie Lingam und Yoni. Durch die ganze indische Geschichte hat sich eine

Klasse von Männern und Frauen ihren Lebensunterhalt durch die Kunst der Massage verdient. Wann immer möglich, war die Massage – neben Baden, Zähneputzen, Gymnastik – ein Teil der täglichen Körperpflege. Liebende massierten einander und benutzten diese Kunst, um den anderen zu verführen. Als Alexander der Große das Industal besetzte, war er überrascht, daß ›der König, während er fremde Besucher empfing, ihren Worten lauschte und sich gleichzeitig reiben ließ‹.

Die meisten von uns haben heute zu wenig körperlichen Kontakt. Man streichelt Tiere mehr als Menschen. Schlaffe Brüste wachsen und werden voller, faltige Haut kann sich glätten, schwaches Bindegewebe wird gestärkt, und auch die Seele entspannt sich bei der Massage.

Wenn Sie noch nicht so wie ich in Indien das Glück hatten, von einem Fachmann massiert zu werden, oder wenn Sie manches vergessen haben, so lesen Sie entsprechende Literatur.

Bis zu einem gewissen Grad können Sie sich selbst genausogut massieren wie Ihren Partner, um Schwellungen zu mindern, Haut- und Muskelverspannungen zu lösen und Kopfweh zu verscheuchen.

Beginnen Sie am besten in der Mitte der Stirn: Ziehen Sie mit Ihren Fingerspitzen kleine Halbkreise hinauf bis zum Haaransatz, während Sie die Daumen in einer kreisförmigen Bewegung gegen die Schläfen pressen. Dann drücken Sie zehn Sekunden lang mit der Handfläche und den Handballen dagegen. Noch besser: pressen Sie Ihre Stirn in den Körper des Geliebten. Durch die Reibung werden sich Ihre Hände und Füße erwärmen, und Ihr Gesicht wird rosig erglühen.

Heben Sie die Brüste hoch, drücken Sie sie sanft mit den Daumen und Fingern zu den Brustwarzen hin und ziehen Sie mit allen fünf Fingern daran.

Vatsyayana, der Autor des berühmten Kamasutra, erzählt, wie die Massage in das Vorspiel eingebaut werden kann. Schlagen Sie eine Massage vor, wenn er oder sie sich zu

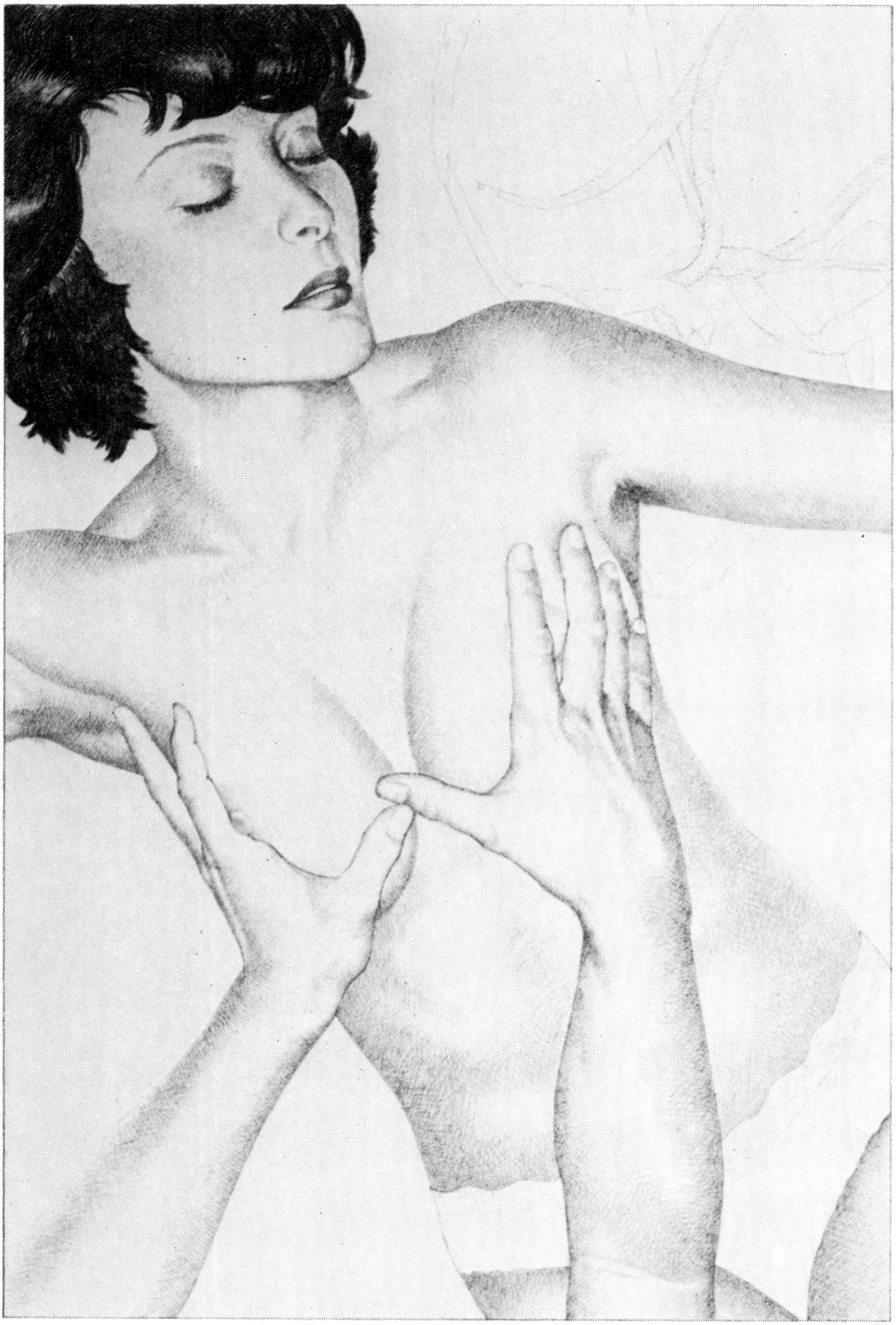

abgespannt oder zu müde für die Liebe fühlt. Während Sie massieren, werden Sie mit Erstaunen bemerken, wie schnell der Partner wieder zum Leben erwacht. Massieren Sie vor allem den unteren Teil des Rückens und den Unterleib, um ein verkrampftes Becken zu lockern. Klopfen und pressen Sie rhythmisch mit Handflächen und geschlossenen Fingern die Rückseite der Beine, wobei Sie besonders auf die sensiblen Kniekehlen achten, bis hinunter zu den Knöcheln und Füßen. Streicheln Sie die Innenseite der Füße und die Sohle, bewegen Sie langsam die Knochen und ziehen Sie an jeder Zehe. Dann arbeiten Sie sich bis zu den Hinterbacken hinauf und bitten Ihren Partner, sich umzudrehen. Jetzt massieren Sie die Innen- und Oberseite der Oberschenkel, dann sehen Sie, ob er oder sie zur Liebe bereit ist. Wenn ja, dann streicheln Sie weiter bis zu der Stelle, ›wo sich die Beine verbinden‹. Um das Verführerische bei dieser Massage noch zu steigern, atmen und blasen Sie auf die Haut und knabbern sanft an Rücken, Armen und Beinen.

Stimulierung des Penis

Obwohl Vatsyayana in seinem Kamasutra vierundsechzig Künste der Liebe aufführte, vergaß er die für die Frau am wichtigsten – die Kunst, einen Penis zu stimulieren. Eine Frau sollte wissen, wie sie die Hoden und den Penis liebkosen kann, und mit den empfindlichsten Stellen des Phallus vertraut sein. Sie sollte das Lingam, wegen der Ekstase, die es ihnen beiden bringen kann, ehren und lieben und es sanft und liebevoll behandeln.

Wenn der Mann die Frau nicht ausdrücklich bittet, das Ritual zu leiten, sollte sie sich besser nach ihm richten. Achten Sie auf das, was er gern hat, besonders, wenn Sie gerade miteinander geschlafen haben. Der Penis kann dann oft überempfindlich sein, und er möchte vielleicht nicht gleich wieder berührt werden. Ein älterer Mann hat weniger das Bedürfnis, öfter als einmal mit Ihnen zu schlafen, und Versuche, ihn zum

Erigieren zu bringen, könnten in ihm das Gefühl erwecken, Sie seien noch nicht zufriedengestellt. Wenn Sie seinen Penis weiter liebkosen und zärtlich zu ihm sind, sollten Sie zu verstehen geben, daß keine Forderungen damit verbunden sind und nicht enttäuscht sein, wenn er nicht darauf reagiert.

Die empfindlichsten Stellen des Penis sind die Eichel oder Penisspitze, die Glansfurche, wo die Eichel auf dem Schaft aufsitzt, und die feine Haut, die an der Unterseite von der Glansfurche bis zum Hoden verläuft. Wenn Sie den Penis erwecken wollen, können Sie die Eichel liebkosen, in einer kreisförmigen Bewegung streicheln, den ganzen Schaft umfassen und sanft, aber fest ziehen. Wenn er zu wachsen beginnt, gehen Sie zu rhythmischem Ziehen und Streicheln über, zuerst langsam, dann schneller und fester. (Durch die Reibung kann diese Liebkosung unangenehm und schmerzhaft werden, feuchten Sie also Ihre Finger mit der Zunge an.)

Manche Männer genießen es, wenn ihre Burstwarzen liebkost und ihre Hinterbacken gestreichelt werden. Auch das Streicheln der Hoden tut dem Manne wohl und kann Ihnen zeigen, wie erregt er ist. In der Erregungsphase beginnen die Hoden fester, voller und dicker zu werden, wodurch sie sich aufrichten. Wenn der Orgasmus kurz bevorsteht, sind sie normalerweise ganz aufrecht.

Oralverkehr: Auparishtaka

Orale Sexualpraktiken sind besonders für Paare über Vierzig empfehlenswert. Leider ist gerade diese Gruppe den oralen Freuden gegenüber am wenigsten aufgeschlossen und bereit, sie zu lernen. Oraler Verkehr ist eine besonders feine, kultivierte Praktik, die mit der Zeit durch die Erfahrung immer schöner und lustvoller wird.

Wohl einer der Hauptgründe für unsere anfangs oft negativen Reaktionen, die von unentschlossenem Zögern bis zur totalen Ablehnung reichen, ist die Assoziation mit dem Urinieren, die ›unreine‹ Vorstellungen hervorruft. Natürlich dient der Penis auch dazu, aber sobald er erigiert ist, verschließt ein Muskel die Harnröhre. Gepflegte und saubergehaltene Genitalien sind oft hygienischer als Hände und Mund. Den feinen Eigengeruch hat die Natur verliehen, um Erregung hervorzurufen. Wenn wir gelernt hätten, mehr in tantrischen als in obszönen Begriffen vom Penis zu denken, hätten wir bestimmt keinen Widerwillen. Die Tantras beschreiben den ruhenden Penis folgendermaßen: »Das Shiva Lingam, wunderschön wie geschmolzenes Gold, mit gesenktem Haupt, zart wie ein gefaltetes Blatt ... Wie die kühlen Strahlen des Lichtes des Vollmondes bezaubern, so bezaubert seine Schönheit.« Später, wenn sich seine Kraft in der Erektion entfaltet hat: »Dieses Lingam ist wie glänzendes Gold, und auf seinem Haupt befindet sich eine Öffnung, klein wie ein Edelstein. Jetzt gleicht er der Sonne.«

Auch die Yoni wurde genauso lieb behandelt und verehrt, besonders in der Kunst. Eine Reihe von Kunst- und auch Gebrauchsgegenständen, welche die Form weiblicher Genitalien aufweisen, sind heute noch erhalten. Und auch in der Literatur wird die Lotusblüte, eine poetische Umschreibung der Vulva, besonders verehrt. Auch in den symbolischen Yantras, d.h. geometrischen Diagrammen mit mystischer Bedeutung, wird die Yoni häufig dargestellt.

Oraler Verkehr kann in vielen Stellungen genossen werden. Als ich die erotischen Tempel von Konarak in Indien besichtigte, wurde ich ihrer staunend gewahr. Zuerst studierte ich die Statuen der Götter und Göttinnen, die in den athletischsten Koitusstellungen, die man sich vorstellen kann, dargestellt waren. Dann ging ich weiter zu einem steinernen Rad, das mit ähnlichen erotischen Reliefs geschmückt war, wenn auch der Maßstab diesmal kleiner und die Stellungen bequemer waren. Sehr häufig wurden die freizügigen Pärchen von weiblichen und männlichen Dienern unterstützt, die eine aktive Rolle bei dem erotischen Vergnügen spielten. Außerdem waren auch Dreier- und Vierergruppen dargestellt. Diese

Statuen beeindruckten mich so, daß ich alles um mich herum vergaß.

Auf den Himmelsschar genannten Friesen sind athletische Varianten der Stellung ›Neunundsechzig‹ zu sehen, deren Bedeutung klar wird, wenn man sich die Zahlen genau ansieht. Diese Paare genießen in akrobatischen Stellungen das lustvolle Vergnügen gegenseitigen Oralverkehrs.

Solcher Genitalküsse wegen können Sie in manchen Ländern noch immer verhaftet werden. Manche Kama Shastras sprechen sich gegen Auparishtaka oder Mundverkehr aus, und in Ostindien und bestimmten anderen Gebieten war er tabu. Sogar der tolerante Vatsyayana hielt Auparishtaka für eine ›niedere‹ Praktik, die von Eunuchen, Masseusen, männlichen Dienern, Frauen im Harem (untereinander) und wollüstigen unverheirateten Frauen ausgeführt wurde. Seiner Meinung nach war diese orale Praktik eines gebildeten Brahmanen, eines Ministers oder eines Mannes mit gutem Ruf nicht würdig. Und dennoch deutet er deren große Genüsse an, wenn er erwähnt, daß Frauen des Auparishtaka willen mit ihren Dienern davonliefen.

Die Tantriker aber, die immer schon sinnlose Tabus brachen, kannten keinerlei Beschränkungen in dieser Hinsicht. Ganz im Gegenteil, Mitglieder bestimmter Gruppen vergnügten sich während ausschweifender Gruppenorgien mit hetero- und homosexuellem Auparishtaka, während andere zusahen und so an der Erregung teilnahmen.

Oraler Verkehr ist eine der lustvollsten Möglichkeiten zur Verwirklichung des für die indische Tradition und für ein gutes Sexualleben so wichtigen Prinzips, wonach die Frau fast bis zum Orgasmus erregt sein soll, bevor der Penis in sie eindringt.

Eine dieser Varianten sollte wenigstens einmal ausprobiert werden. Der Mann steht und hält den Kopf seiner Geliebten nach unten, ihre Beine sind um seinen Hals geschlungen, und ihre Yoni ist seinem Gesicht zugewandt. Diese Stellung mit dem Kopf nach unten während des Orgasmus erzeugt ein so lustvolles Erschauern, daß einem wirklich fast die Sinne schwinden.

Will man dasselbe wonnige Erschauern in bequemerer Stellung erleben, so kann sich die Frau mit den Hüften und Beinen auf das Bett legen und Kopf und Schultern über die Bettkante hängen lassen. Falls nötig, kann sich der Mann auf ein Kissen knien.

Liebende müssen sich gut verständigen; manche Männer mögen gern starke Stimulierung mit den Zähnen, anderen wiederum würde dies als Brutalität aus de Sades Repertoire erscheinen. Die Zunge kann über die Oberfläche des Penis schnellen, lecken oder flammenähnlich züngeln, und Sie können Ihre Hände und Finger wie auch Ihren Mund dazu benutzen. Die Frau kann das Lingam tief in ihren Mund nehmen, so ›als ob sie eine Mangofrucht aussaugen und verschlucken würde‹, wie Vatsyayana sagt, wobei sie mit ihrer Zunge die Spitze des Penis leckt und mit dem Zeigefinger das Muladhara-Zentrum liebkost. Sie kann die Hoden mit ihrer Handfläche umfassen und mit einem Finger den Anus streicheln. Wechseln Sie zwischen Mund und Händen, denn das alleinige Liebkosen mit Mund und Zunge kann bald erschöpfen.

Auparishtaka eignet sich gut, um das Shiva Lingam aus der Welkes-Blatt-Stellung zum goldenen Pfahl aufzurichten, den die Tantras so verherrlichen. Wenn der Mann Schwierigkeiten hat, eine steife Erektion zu bekommen, kann der Mund einer erfahrenen Frau mechanische Hilfsmittel überflüssig machen. Indem sie mit dem Mund am Penis ihres Partners saugt und ihn erfreut, kann sie den Schauer des lustvollen Erwachens mit ihm teilen und einfühlsam spüren, was er gern hat. Ein einfaches und wenig aufwendiges Mittel kann gute Dienste leisten, wenn der Mann Schwierigkeiten hat, die Erektion aufrechtzuhalten. Legen Sie, wenn er steif geworden ist, ein Gummiband um den Penisansatz, das stimuliert die Hauptnerven und fördert die Blutzufuhr. Es soll aber nicht zu fest oder zu lange dort anliegen, das könnte die normale Durchblutung stören. Auch Frauen genießen die oralen

Praktiken sehr. Der Mann kann an ihrer Klitoris saugen, knabbern oder sie mit seiner harten Zunge erregen, während er ihre Schamlippen auseinanderhält.

Wenn der Mann lange braucht, bis er zum Orgasmus kommt, kann das Paar die folgende Kombination von oraler und manueller Stimulation anwenden. Probieren Sie es entweder vor dem Eindringen des Mannes, wenn Sie beide des vaginalen Koitus überdrüssig sind, oder wenn er nach dem ersten Orgasmus noch ein zweites oder drittes Mal kommen will. Die Frau legt ihren Kopf auf seine Oberschenkel und liebkost mit der einen Hand den Penis, mit der anderen Hand den Hodensack und das Muladhara-Zentrum. Da längeres Liebkosen und Saugen mit dem Mund die kleinen Muskeln ermüdet, die an solch schwere Arbeit nicht gewöhnt sind, kann sie sanft mit der Lippe und der Zunge über die Eichel und die Vorhaut fahren und den Penis von Zeit zu Zeit immer wieder tief in den Mund nehmen. Der Mann kann ihr zeigen, wie sie ihn halten soll, wie er es gerne möchte und welchen Rhythmus und Druck er am liebsten hat. Diese Art doppelter Stimulation läßt so gut wie jeden Mann seine persönlichen Sorgen vergessen und aufgehen in dem lustvollen Gefühl der Erregung.

Da Männer manchmal auch gerne selbst genommen werden wollen, empfiehlt es sich, eine umgekehrte Kama-Rad-Stellung auszuprobieren. Stoßen Sie ihn auf das Bett und strecken Sie seine Arme und Beine wie die Speichen eines Rades aus. Drücken Sie Fuß und Arm einer Seite mit Ihren Füßen nieder und langen Sie über ihn hinweg, um seinen anderen Arm mit Ihrer linken Hand niederzuhalten. Und dann beginnen Sie mit dem Mund und der anderen Hand seinen Penis zu erregen. Ändern Sie ab und zu den Rhythmus, damit er im ungewissen bleibt und seine Erregung sich steigert, während Sie jeden Muskel, jeden Nerv, jede Zelle erwecken. Natürlich kann der Mann diesen Angriff zurückgeben oder einleiten. Wenn Ihr Kopf über die Bettkante hängt, spüren Sie die Explosion während des Orgasmus im Kopf intensiver.

Wenn sie an seinem Atem, seinen Geräuschen, seinen aufgerichteten ›Bällchen‹ merkt, daß er kommt, und spürt, wie sich sein Samenleiter füllt, kann die Frau das Lingam wieder tief in den Mund nehmen, damit beide das lustvolle Erschauern spüren, wenn sie in tiefen Zügen den Strahl seines Spermas trinkt. Dadurch wird er Teil ihres Körpers. Das ist eine sehr intime Form der Hingabe und Annahme, und manche Frauen sind dazu nur dann imstande, wenn sie den Mann lieben. Der Geschmack des Samens ist nicht spürbar, wenn der Penis tief in den Hals gehalten wird.

Sperma ist fast reines Protein. Einige Westafrikanerinnen trinken es – auch wegen des darin enthaltenen Hormons Prostaglandin – und halten dies für empfängnisverhütend.

Eine der Frauen, die ich in einem Harem besuchte, erzählte mir, in der Gegend von Radshastan lernten die Frauen die Freuden für den Mann dadurch zu erhöhen, daß sie seine Vorhaut zurückhalten. Sie klemmen dabei nur eine Hautfalte am Penisansatz fest, wodurch die Haut der Eichel viel empfindlicher und empfänglicher für das Vergnügen wird. Sie selbst wendet diese ›Liebesklemme‹ während des Geschlechtsverkehrs bei manueller und oraler Stimulierung an, was das Gefühl der Lust steigere und schneller zum Orgasmus führe. In Indien sind nur Muslime und Männer, die gesundheitliche Probleme hatten, beschnitten, aber man kann diese Technik auch bei beschnittenen Männern anwenden.

Dieses straffe Anspannen der Genitalhaut erhöht natürlich den Genuß nicht nur am Penis, sondern auch an der Klitoris. Der Mann kann seiner Frau besondere Wonne verschaffen, wenn er die Schamlippen aufhält und den Venushügel nach vorne schiebt, bevor er sie mit manueller oder oraler Stimulation entzückt oder in sie eindringt. Wenn der Mann auf diese Weise den Körper der Frau öffnet, bevor er in sie eindringt, kann er ihre Erregung und Lust mit Sicherheit steigern. Allein die Vorstellung, daß der Mann sie öffne und ihre intimsten Stellen betrachte, ist für die meisten Frauen allein schon sehr aufregend.

Wollustlaute

Die Inder geben ihrer Liebeslust geräuschvoll Ausdruck. Sie kennen eine ganze Klangfolge von verschiedenen Lauten: unwillkürliches tiefes Einziehen der Luft, wenn eine empfindliche Stelle stimuliert wird, Zischen, Knurren, Schnurren, Glucksen, Stöhnen und ausgefeilte Vogellaute. Auf einen angefeuchteten Hals oder auf die Stelle hinter die Ohren zu fauchen, die sie kurz vorher geleckt haben, erzeugt ein ganz besonders erregendes Gefühl. Jeder hat seinen eigenen Stil, von ›Oh, mein Gott‹ bis zum grellen Geschrei. Eine der überzeugendsten Stellen in Lampedusas ›Leopard‹ vergleicht die Reaktion der drei Frauen des Prinzen. Die französische Mätresse murmelt schläfrig: »Mein Kater«, die temperamentvolle sizilianische Geliebte ruft: »Mein Fürst«, und die Ehefrau »Jesus-Maria.«

Nehmen Sie sich ebensoviel Zeit für die Liebe wie die Tantriker. Genießen Sie das Ausziehen, die Erregung, die wachsende Spannung, das Hinauszögern der Erwartung, den ästhetischen Reiz der jeweiligen Stellung und schließlich die Intensität des Orgasmus. Nichts, gar nichts, wird hastig, verstohlen oder verschämt gemacht.

Masturbation

Eine allgemein verbreitete Sexualpraktik, die als letzte öffentlich toleriert wurde, ist die Masturbation. Man spricht auch heute noch kaum darüber – nur wenige geben öffentlich zu, daß sie masturbieren, obwohl es fast jeder tut. Viele Kinder lernen aus dem Alten Testament, daß Onan getötet wurde, weil er seinen Samen auf den Boden verspritzt habe. Das Problem geht nicht zuletzt auf religiöse Lehrmeinungen zurück, nach denen die Sexualität nur notwendiges Übel und widerwärtige Vorbedingung der Fortpflanzung ist. Für Dualisten sind sinnliche Freuden allein schon sündhaft und die

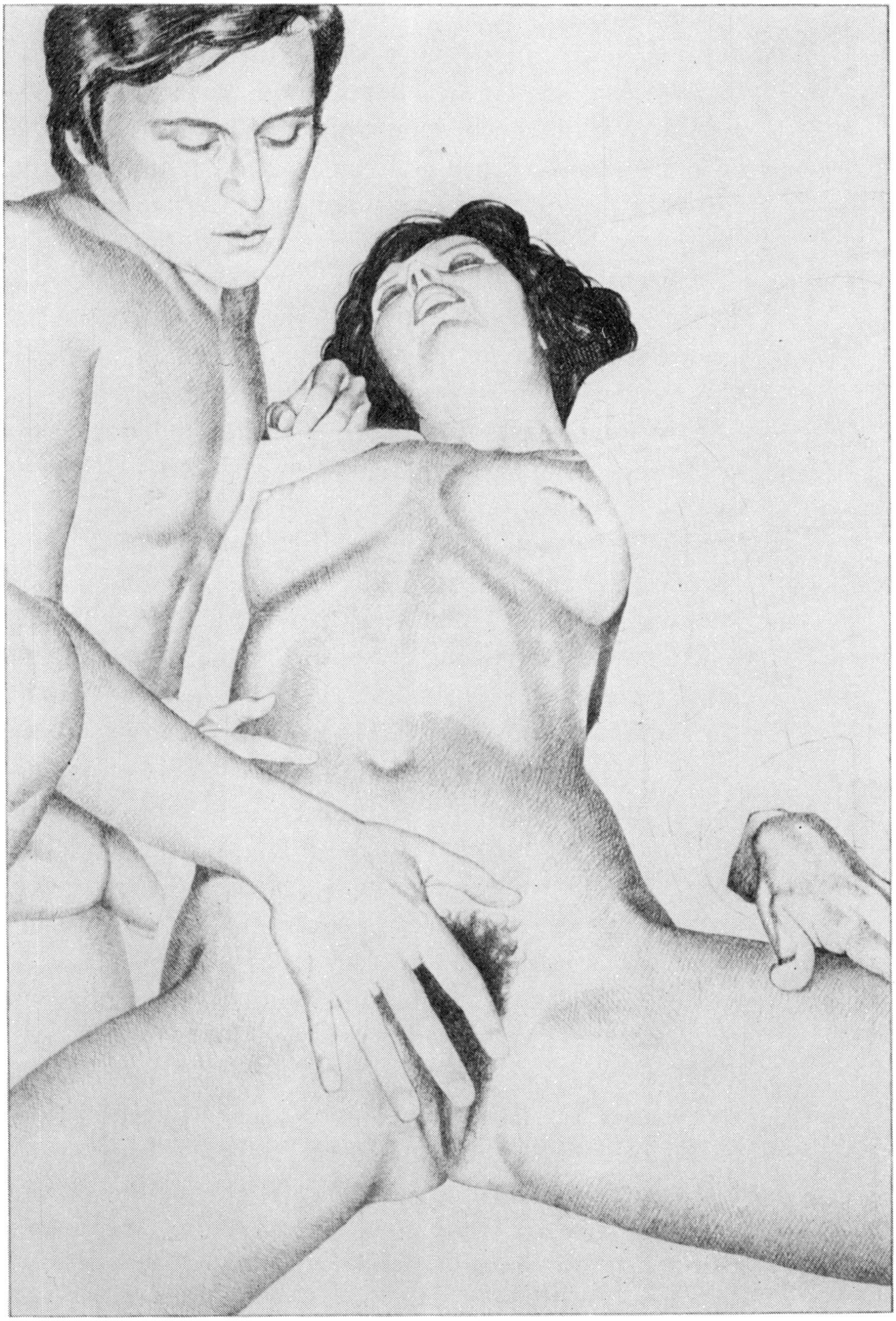

einsamen Freuden besonders verabscheuungswürdig. Außerdem glaubte man früher, die Selbstbefriedigung, ›Selbstbefleckung‹, verursache körperliche Schäden. Diese Vorurteile sind leider noch immer nicht völlig ausgerottet. Doch langsam scheint sich die allgemeine Einstellung zu ändern. Ein kürzlich von einer amerikanischen Studiengruppe veröffentlichter Bericht, der über Fachkreise hinaus anerkannt wurde, enthielt den historischen Satz: »Es gibt sogar Argumente für den möglichen *Wert* der Masturbation, da sie von sexuellen Spannungen und dem sie begleitenden körperlichen Unbehagen in der Beckengegend befreit, zur psychosexuellen Entwicklung beiträgt und eine zufriedenstellende Form sexueller Befriedigung für ledige Personen oder Verheiratete in Zeiten der Trennung, wenn Geschlechtsverkehr unangebracht oder unmöglich wäre, darstellt.«

Heute halten viele Fachleute auf diesem Gebiet, wie Masters und Johnson, einen Menschen erst dann für sexuell gesund, wenn er auch fähig ist, zu masturbieren. Masturbation ist ein hervorragendes Training, mit dem die Bahnen der Lust offen und funktionsbereit gehalten werden und die Spannung vermindert wird. Erfahrene Frauen masturbieren, da es den Orgasmus beschleunigt, wodurch sie mit dem Mann besser harmonieren können, und angeblich wird der Hormonspiegel hochgehalten. Kluge Leute masturbieren – einfach weil es Spaß macht. Ich empfehle keinem Mann, vor einem Rendezvous zu onanieren, denn er würde sich damit seines Verlangens und seiner Energie berauben und die Partnerin enttäuschen. Einer Frau aber kann vorheriges Masturbieren nützen, vor allem, wenn sie gewöhnlich eine lange Anlaufzeit braucht, um richtig erregt zu werden. Sie wird sein kraftvolles Lingam dadurch nur noch mehr genießen können.

Wie man masturbiert, ist eine ganz persönliche Angelegenheit. Die beste Art, es zu lernen, ist, durch Übung herauszufinden, was Ihnen am besten gefällt und was Sie am schnellsten zum Orgasmus bringt. Versuchen Sie herauszubekommen, wie viele Orgasmen Sie genießen können, vielleicht sind es mehr, als Sie dachten. Oder wenn Sie lieber das Hochgefühl vor dem ersten Orgasmus verlängern wollen, anstatt mehrere zu erleben, versuchen Sie herauszufinden, welche Art der Stimulierung am wirkungsvollsten ist. Manche Frauen bevorzugen eine direkte Reizung an der empfindlichsten Stelle der Klitoris, andere wiederum streicheln lieber die Innenseite der Oberschenkel und den ganzen Venushügel sowie die Schamlippen, weil sie darauf sanfter reagieren und so den Orgasmus länger hinausziehen können. Die beste Art, die Masturbation mit seinem Partner zu lernen, ist, verschiedene Methoden auszuprobieren, um zu sehen, welche Stimulierung die besten Ergebnisse bringt und zu den lustvollsten Geräuschen und Bewegungen anfeuert. Besser noch, Sie bitten ihn oder sie, es Ihnen zu sagen oder zu zeigen. Man kann die Masturbation auch mit oralen Praktiken verbinden.

Wenn Ihr Partner besonders sensibel ist, so können Sie auch den Rat, den das ›Kamasutra‹ gibt, befolgen – einfach auf die Stelle zu schauen, die Sie gerne stimuliert haben möchten. Oder Sie beginnen, die Schenkel Ihres Partners zu massieren oder sich vor seinen Augen selbst zu streicheln und ihn darum zu bitten. Wenn Sie es nicht über sich bringen zu sagen: »Etwas weiter oben und ein bißchen fester, bitte«, oder sich vor jemand anderem selbst zu stimulieren, versuchen Sie trotzdem, die Hand des anderen mit sanftem Druck dorthin zu lenken, wo Sie es am liebsten haben. Zeigen Sie ihm, ob Sie es fester oder sanfter, schneller oder langsamer mögen.

Es ist gut, sich an die Klitoris heranzutasten, um sie direkt zu reizen. Streicheln Sie zuerst die Oberschenkel, wobei Sie die Stelle, an der die Schenkelinnenseiten zusammenstoßen, ständig umkreisen. Lassen Sie die Yoni für einen kurzen Moment unbeachtet, fahren Sie mit Ihrem Finger nach hinten und streicheln Sie die Gegend um den Anus. Stimulieren Sie mit Vor- und Rückwärts- sowie Kreisbewegungen das Muladhara-Zentrum zwischen Yoni und Anus. Tippen Sie ein paarmal mit der Fingerspitze darauf, um Kundalini zu erwekken und sie in die höheren Chakras aufsteigen zu lassen.

Manche Frauen masturbieren gerne mit der ganzen Hand, mit dem Handballen auf dem Venushügel und dem langen Mittelfinger auf der Klitoris, bis in die Vagina hinein. Wenn Sie nach ein paar Minuten noch nicht kommen, versuchen Sie, die Schamlippen zu öffnen und die Klitoris zu dehnen, so daß sie sich über die Schamgegend erhebt.

Wenn die Partnerin langsam ist, sollte der Mann sich Zeit nehmen und die Partnerin zusehen lassen, während er in schnellem Rhythmus mit der Hand oder leicht mit der Handkante auf die Klitoris klopft. Dann zieht er mit sauberen, weichen und abgerundeten Fingernägeln Muster auf die Schamlippen und die Klitoris. Das sieht viel brutaler aus, als es ist, und verursacht starke psychische Erregung und lustvollen Genuß. Schließlich stimuliert er die Klitoris direkt, indem er mit einem angefeuchteten Finger oder mit der Zunge hart und vibrierend darauf drückt, um sie kommen zu lassen. Oder er zieht den Venushügel gegen den Bauch hoch und schiebt zwei Finger wie einen stoßenden Penis in die Yoni, um zu sehen, ob sie vaginale Stimulierung liebt.

Vatsyayana hat ein gutes Kapitel darüber geschrieben, wie man die Yoni vor dem Eindringen mit dem Lingam stimulieren kann. Halten Sie das Lingam mit der Hand und reiben Sie es an der Yoni vor- und rückwärts oder in kreisenden Bewegungen, wobei Sie Geschwindigkeit und Druck erhöhen und die Klitoris gelegentlich necken, indem Sie ihr mit dem Lingam einen festen Klaps geben. Viele erfreut der Anblick der zwei Organe mit ihren Farben, die sich durch die Berührung und Erregung vertiefen, und vielleicht einem kleinen Perltropfen an der Öffnung des Lingam.

Ein batteriebetriebener Vibrator ist die Geheimwaffe des modernen Liebhabers, den alten Tantrikern und Erbauern der erotischen Tempel noch unbekannt und den elfenbeinernen Phalli, die in den Harems häufig verwendet werden, weit überlegen. Eine Frau mag Hemmungen haben, sich einen zu kaufen, auch wenn sie zur Hals- und Gesichtsmassage angeboten werden. Deshalb könnte ein aufmerksamer Liebhaber seiner Geliebten einen schenken. Man kann zwischen zwei Grundtypen wählen – einem Plastikphallus und einer etwas teureren Vorrichtung, die genau in die Hand paßt. (Ein wirklich rücksichtsvoller Liebhaber wird das erstere Modell zuerst zwischen seinen Beinen oder Händen wärmen, bevor er den kalten Kunststoff mit den empfindlichsten Stellen seiner Geliebten in Berührung bringt.) Ein Vibrator kann die Frau schneller und stärker erregen und auch ein guter Bettgenosse sein, wenn sie kommen will und er gerade einen Orgasmus gehabt hat oder im Moment daran nicht interessiert ist, oder wenn er abwesend ist. Vergessen Sie nicht, daß man mit dem Vibrator auch Gesicht und Hals massieren kann, wie es in den Anzeigen steht – auch die Brüste, den Bauch, die Innenseite der Oberschenkel, die Schamlippen, die Klitoris, die Hinterbacken, den Anus, den Penis, den Hodensack und das Muladhara –, um so am ganzen Körper die Hautsensibilität und Erregung zu steigern. Wenn die psychischen und physischen Stimuli stimmen, gibt es keine Stelle, die nicht erogen ist.

Versuchen Sie es auch ganz tief in der Vagina. Die Frau kann ihre Muskeln zusammenziehen, während der Mann sanft versucht, den Vibrator herauszuziehen.

Frauen, die erst beginnen, sich selbst sexuell zu entdecken, sollten wissen: Wenn sie es einmal gelernt haben, sich leicht in Erregung zu versetzen und voll orgasmisch zu sein, können sie überall und zu jeder Zeit masturbieren, indem sie ihre inneren Muskeln zusammenziehen. Dabei wird die Kappe über die Klitoris zurückgezogen, die Klitoris schwillt durch die Erregung an und wird sanft gerieben.

Diese feinste aller Masturbationstechniken bedient sich des Vaginalschließmuskels und des Vaginalhebemuskels und leistet unschätzbare Dienste bei sogenannten ›Quickies‹, wenn die Frau schnell kommen will, damit ihr Höhepunkt mit dem seinen zusammenfällt.

Dieselbe feine Selbststimulation bewährt sich, wenn der Mann zum Orgasmus kommt, bevor sein Penis erigiert ist. Er braucht dann die Frau nicht zu stimulieren, was ihn stärker erregen und jedes Eindringen unmöglich machen würde.

Eine wirksame Art, einen Mann zu stimulieren, ist, die Hand wie die Haube einer Kobra zu halten, den angefeuchteten Penis mit der Handfläche zu umfassen und ihn mit der Daumenkuppe an der sensiblen Furche an der Unterseite der Eichel zu umschließen. Nun bewegen Sie die Hand auf und ab, von der Eichel bis zur Wurzel, während Sie mit der anderen Hand fest den Hodensack umschließen und nach dem Muladhara tasten. Oder halten Sie die Finger wie eine geschlossene Lotusknospe und drücken Sie nur mit den Fingerspitzen und dem Daumen. Sie können die Bewegung auch leicht verändern, indem Sie stärker ziehen, wenn Ihre Hand an die Eichel kommt.

Oder bilden Sie mit dem Daumen und den ersten zwei Fingern einen Ring, um die heilige Yoni und das Lingam zu symbolisieren, wie man auf vielen tantrischen Bildern sehen kann. Oder reiben Sie den Penis zwischen Ihren Händen, als ob Sie Chapaties* oder Brötchen machen wollten, aber achten Sie darauf, ihn schön feucht und geschmeidig zu halten.

Wenn Sie sich selbst befriedigen, beschäftigen Sie auch Verstand und Phantasie. Denken Sie manchmal an einen schönen erotischen Liebesfilm, oder erfinden Sie einen. Sehen Sie sich ein Buch über erotische Kunst an, wie zum Beispiel Rawsons ›Weltgeschichte der erotischen Kunst‹ oder irgendein anderes Buch mit erotischen Illustrationen. Lesen Sie einen alten erotischen Klassiker oder eines der neueren Bücher, um sich anregen zu lassen. Entdecken Sie die Lieder von Jayadeva über die Liebe zwischen Radha und Krishna. Holen Sie sich die wunderschöne ›Gita Govinda‹ in einer guten Übersetzung. Oder lesen Sie das ›Ratimanjari‹, die Blumenkette der Liebe, ebenfalls von Jayadeva, vor allem, wenn Sie romantisch veranlagt sind und glauben, daß die ganze Natur mit Ihnen nach Erfüllung lechzt. Stellen Sie sich die schöne

* Dünner indischer Pfannkuchen

Stimmung des Waldes von Brindabam vor, entlang den Ufern des Jumna, wo die Hügel wie Brüste aussehen, selbst die Orangen- und Mangobäume voller Leidenschaft sind und die Weidenbäume in Verlangen und Sehnsucht die Zweige hängen lassen. Lassen Sie Ihren Sexualtrieb frei, der in Ihnen verborgen ist wie der Blitz in einer Wolke.

Oder denken Sie an ein gigantisches Shiva Lingam, wie es Shiva wuchs, als der von Kamas* Pfeil getroffen wurde und so vor Verlangen glühte, daß er, um sein Feuer zu löschen, in den Ozean sprang und diesen zum Kochen brachte. Ein Lingam, dessen Glut nur von Ihrer Yoni gelöscht werden kann, so wie Parvati schließlich Shivas Sehnsucht stillte.

Erfinden Sie Ihr eigenes Psychodrama. Stellen Sie sich vor, die Frau von fünf Männern zu sein – wie Draupadi, die gleichzeitig mit den fünf Pandavabrüdern verheiratet war –, die Sie alle nacheinander nehmen, während die anderen zusehen, um Sie dann alle gleichzeitig zu beglücken.

Oder stellen Sie sich vor, daß ein Dämon wie Ravana Sie durch einen tiefen Wald jagt und immer weiter jagt. Zuletzt fängt er Sie, zieht Sie zu Boden und vergewaltigt Sie.

Aber im Gegensatz zu Sita, die ihren Mann Rama nicht vergessen konnte, genießen Sie Ravanas Ansturm, zähmen ihn und werden die Lieblingsfrau in seinem Harem. Manchmal, wenn er gerade unterwegs ist, vergnügen Sie sich mit den anderen Haremsdamen an riesigen Elfenbeinphalli.

Eine weitere Szene in Ihrem ganz persönlichen Panoptikum exotischer Erotik – besonders wenn Sie angespannt oder belastet sind – kann die Vorstellung eines heimlichen Rendezvous im Wald mit Krishna sein: der Duft der Orangenblüten und des Jasmins, das Mondlicht, das Liebeslager aus Blumen, Angst und Verlangen bekämpfen einander in Ihrer Brust. Entspannen Sie sich bei den Worten Jayadevas: »Es war unser erstes Treffen. Ich war scheu. Doch Krishna sprach zärtliche und betörende Worte, hundert an der Zahl. Ich ant-

* Der indische Gott der Liebe

wortete mit einem sanften Lächeln und süßem Geplapper. Und er löste meine Kleider.« Stellen Sie sich den strahlenden Krishna vor, wie er Sie zärtlich umarmt, Ihr Haar streichelt, Sie entkleidet und Ihren Körper erforscht; stellen Sie sich ganz deutlich vor, wie sein Lingam in Ihre Yoni eindringt und Sie die höchsten Freuden genießen, während die anderen Gopis nach Ihnen suchen. Werden sie Sie finden, bevor Sie zum Höhepunkt kommen? Die Angst vor der Entdeckung wird Ihre Idylle um ein Moment der Ungewißheit und Spannung bereichern.

Oder stellen Sie sich als Sita mit Rama vor, die auf den Thron zurückgekehrt sind. Lieben Sie einander vor den Augen des ganzen Hofstaates, der zustimmend applaudiert.

Ein Mann kann sich in all diese Vorstellungen ebenfalls hineinleben, in der anderen Rolle natürlich – als Shiva mit einem gewaltigen Lingam; oder Rama mit Sita als seinem ergebenen Weib; oder seien Sie einer der Pandavabrüder und stellen Sie sich die anderen Brüder mit den Gesichtern Ihrer besten Freunde vor. Wenn Sie, wie viele, zurückhaltend sind und Anerkennung, ja Erlaubnis zum Liebesakt brauchen, stellen Sie sich eine starke, verführerische Frau vor, zum Beispiel die kluge und schöne Ambapali. Ambapali war die angesehene, gebildete und wohlhabende Kurtisane, die Gautama, dem Buddha, einen Orangenhain schenkte.

Wenn Sie ein stärkeres Bild wünschen, das Sie ganz beherrscht, denken Sie an die schwarzgesichtige Kali, die auf Ihnen sitzt und sich mit Ihnen vereinigt, sie, die Göttin, Mutter und Geliebte in einem ist. Lassen Sie Ihren sexuellen Phantasien freien Lauf. Wenn Sie freier werden und mehr Erfahrungen gesammelt haben, können Sie auf diese Hilfsvorstellungen wohl verzichten. Sie werden es nicht mehr länger nötig haben, sich vergewaltigen zu lassen, damit ein anderer die Verantwortung trägt, die Erlaubnis und Zustimmung einer Autoritätsperson einzuholen oder mit Nervenkitzel die Spannung zu erhöhen. Später können Sie in Ihrer Phantasie die eigenen schönsten Liebesstunden wieder erleben.

Die verschiedenen Stellungen der Ekstase

Die Asanas

Die Asanas sind sogenannte psycho-yogische Stellungen, die es jedem ermöglichen, die inneren Kräfte zu nutzen: den gewöhnlichen menschlichen Zustand zu transzendieren und kosmisches Bewußtsein zu erlangen. Viele dieser Asanas sind Hindus, einige auch dem Westen bekannt. Die Tantriker haben immer aus verschiedenen Quellen ausgewählt, antike Liebesstellungen hinzugefügt und alles vervollkommnet, um den Fluß der sexuellen Energie zu fördern. Denken Sie bei diesen Übungen an die spirituellen Aspekte.

Wie Tantriker lehren, steigt das Spirituelle nicht von oben hernieder, sondern muß in uns selbst entdeckt werden. Asketische Einstellungen sind dabei sinnlos, denn die besten Ergebnisse werden durch den Gebrauch der vollen geistigen, emotionalen und körperlichen Fähigkeiten erzielt. Erfolgreiche Praktik der Asanas bringt Ihnen Erwachen und Erleuchtung, so daß Sie das flammende Potential des Shiva-Bewußtseins erreichen können. Die meisten Hindus benutzen Handbücher, welche die Tantriker erweitert haben. In diesen sind fünf Hauptgruppen sexueller Asanas aufgeführt, verwandt den auf der ganzen Welt üblichen, und oft erotisch sehr eindrucksvoll illustriert. Diese Asanas oder Bandhas (Einstellungen) sind sehr abwechslungsreich: sexueller Verkehr mit der auf dem Rücken liegenden Frau (Uttana Bandha), seitliche Stellung (Tiryak), sitzende Stellung (Upavishta), stehende Stellung (Uttita) und schließlich Geschlechtsverkehr, bei dem die Frau dem Mann den Rücken zuwendet (Vyanta Bandha). Es gibt zahlreiche Unterteilungen mit feinen Abweichungen im Winkel, in dem man zueinander liegt, in der Tiefe des Eindringens und der Art der Reibung. Und dies trägt dazu bei, das Liebesleben aufregend und abwechslungsreich zu gestalten.

Im Unterschied zur westlichen Sexualität zeigen die Inder eine Vorliebe für hockende Stellungen, bei denen der Mann, manchmal auch die Frau, hockt, d.h. auf den Hinterbacken sitzt, und die Knie weit auseinanderspreizt. Wenn sich die Beinmuskeln nicht verkrampfen und das Gleichgewicht gehalten wird, bietet dieses Asana mehrere Vorteile: die Genitalien werden bloßgelegt und können bewundert werden, die Kontrolle läßt sich besser ausüben, und das Paar bleibt wacher und erlebt alles bewußter als bei den Bauchstellungen, die manchmal Müdigkeit und sogar Einschlafen fördern. Die Inder verbringen einen Großteil ihrer Zeit hockend – bei Spiel, Körperpflege, Hausarbeit, Ruhe. Sie sitzen gerne auf Mauern und Baumästen, um irgend etwas Interessantes zu beobachten. Andere Orientalen, besonders im pazifischen Raum, genießen diese Stellung sowohl für das Vorspiel als auch für den Koitus. Diese hockende Stellung läßt sich schnell und einfach lernen und schenkt Ihnen höchst lustvolle sexuelle Freuden.

Ein weiteres Kennzeichen des indischen Stils ist die große Vorliebe für sitzende wie auch für sehr athletische Stellungen, wie wir von den zahlreichen erotischen Bildern und Tempelskulpturen wissen.

Oft beginnen Paare das Liebesspiel mit dem Anschauen schön illustrierter Liebes-Handbücher. Die besten hiervon sind das Kamasutra und das Ananga Ranga. Diese Bücher widmen dem Vorspiel mehr Aufmerksamkeit als dem eigentlichen Koitus. Das Ziel solch ausgedehnten Vorspiels ist, die sexuelle Bereitschaft und Erregung der Frau zu beschleunigen, während der Mann seinen Orgasmus hinauszögert. Er lernt, auf ihren Atem und ihre Liebesschreie zu achten – als Signal für ihre Bereitschaft und ihr Verlangen nach dem Eindringen des Penis. Alle Autoren warnen vor den schlimmen

Folgen einer rein sexuellen Ausnutzung der Frau, ohne gleichzeitig Sorge zu tragen für ihr Glück und ihre sexuelle Befriedigung.

Vatsyayana erwähnt eine Art der sexuellen Vereinigung ohne Vor- und Nachspiel. Bei diesem ›Verkehr nach Art der Eunuchen‹ wird die Frau wie ein Mitglied einer niedrigeren Kaste oder eine Dienerin behandelt und nur dazu ›gebraucht‹, das Verlangen des Mannes zu befriedigen.

In diesem Punkt stehen die Tantriker stark im Widerspruch zu Vatsyayana. In ihren sexuellen Ritualen werden alle Sexualpartner, sogar die Prostituierten der niedrigsten Kaste, nicht nur als gleichwertig, sondern als Götter verehrt und behandelt.

Die Frau ist kein passives Instrument in der Hand des Mannes. Sie nimmt voll Anteil an den sexuellen Aktivitäten.

Beim Lesen dieses Kapitels werden Sie bemerken, wie sehr die tantrischen Asanas in Spannung und Entspannung variieren. Das Mula Bandha zum Beispiel eignet sich nur für ein hoch orgastisch veranlagtes Paar, das – nach langer Praktik – nicht viel braucht, um zum Orgasmus zu kommen. Das Zusammenziehen der Vagina genügt. Das Paar liegt ruhig da, berührt sich nur an den Genitalien und läßt es kommen. So ein entspannter Koitus zur Erreichung des Orgasmus mag für viele ganz neu sein, aber gerade dieses ›geschehen, fließen lassen‹ ist besonders tantrisch. Den Gegensatz dazu bilden einige besonders bewegungsreiche und kraftvolle tantrische Asanas. Asanas wie das Yoni Asana bringen viel Spannung und Reibung – sie lassen geradezu elektrische Funken sprühen.

Die Partner können sich in der Bewegung abwechseln, der eine Energie darstellend, der andere Materie, einer sich bewegend, der andere sich ausruhend, vielleicht den Rhythmus ändernd, um zu necken oder zu überraschen und dann unnachgiebig zu stoßen, bis beide von den Kontraktionen der Ekstase erfaßt werden. Dies ist eine Art Training, und Sie werden immer weniger körperliche Bewegung brauchen, um sich zu erregen.

Andere Asanas fügen Bewegungen hinzu, die athletische Freude am Spiel der Muskeln mit der Eleganz und Anmut des Tanzes verbinden. Die Linie der Beine, Füße, Arme, Oberkörper, Köpfe wird künstlerisch gesehen und ästhetisch verfeinert. Manchmal trägt ein kleines Detail, wie das gegenseitige Emporheben des Haares über dem Kopf, viel zur Komposition bei. Wechsel der Stellung, des Winkels und der Reibung nuancieren und differenzieren die Gefühlserregung und steigern Genuß und lustvolle Freude.

Uttana: Stellungen, bei denen die Frau auf dem Rücken liegt

Die Inder sind nicht die einzigen, die eine Vorliebe für diese Stellung haben. Sie findet sich auch, vielfach variiert, in den chinesischen Hochzeitsbüchern, die Neuvermählten geschenkt wurden. Die Frau liegt auf dem Rücken, hebt ihre Beine so hoch, wie sie kann, aus dem Hüftgelenk heraus, nach oben im rechten Winkel zum Körper, und legt sie auf die Schultern des Mannes. Ihre Yoni öffnet sich weit, um seinen Phallus zu umschließen, und ihre Beine schlingen sich um seinen Hals und Kopf.

Samapada Bandha

Das Samapada Bandha hat zwei große Vorteile, besonders für Frauen, deren Vagina durch eine oder mehrere Geburten stark gedehnt wurde. Erstens kann der Penis in die weit geöffnete Vagina bis zum Schaft eindringen, und zweitens wird durch den starken doppelten Druck, wo die sich senkende Vagina auf den erigierten elastischen Penis trifft, die Erregung gesteigert. Ganz gleich, wie erschlafft oder geschwächt die Muskeln der Vagina sein mögen, diese Stellung bringt starken Kontakt und starke Reibung – und somit das Vergnügen auf den Höhepunkt.
Diese Stellung ist sehr gut für das Rückgrat und die unteren

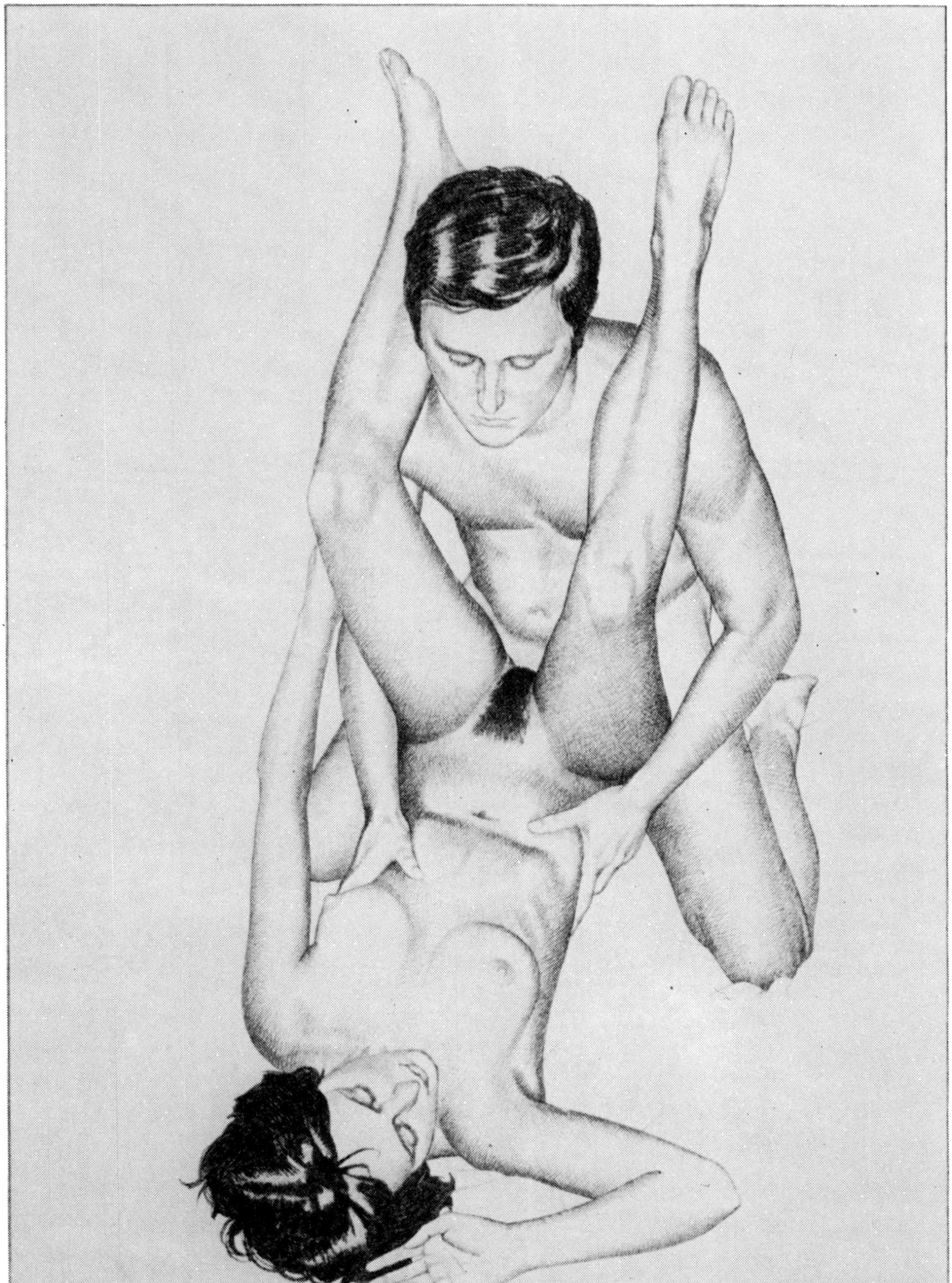

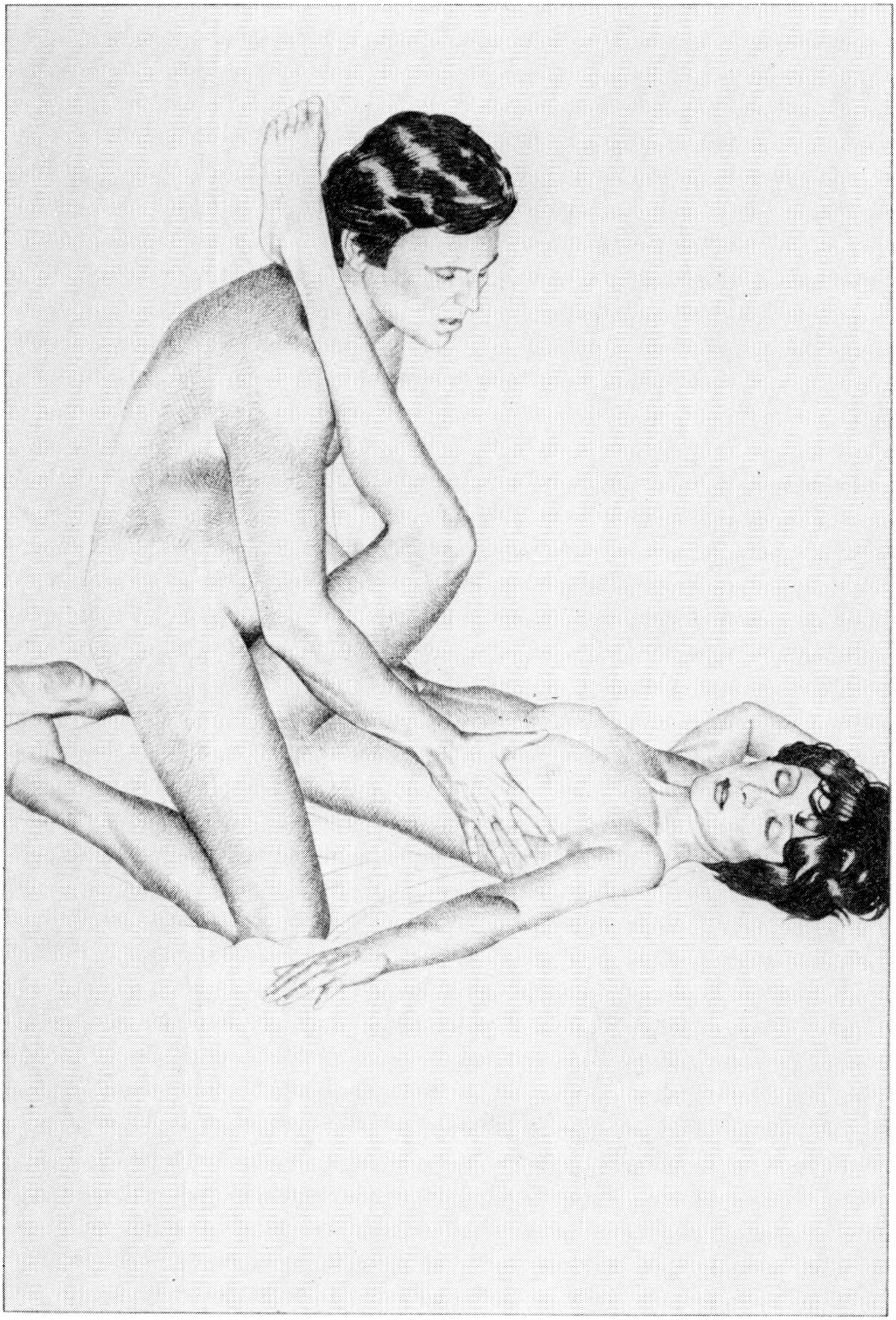

Rückenmuskeln der Frau. Es erfordert vielleicht ein wenig Übung, bevor sie es voll genießen kann. Ein Wort der Warnung: diese Stellung sollte man zuerst behutsam versuchen, um sicherzugehen, daß die Yoni den ganzen Phallus aufnehmen kann, obwohl gewöhnlich die Vagina sich jeder Größe anpaßt. Der Mann kann mit einer Hand oder mit beiden Händen den Bauch oder die Brüste seiner Partnerin liebkosen; die Frau kann sein Gesicht streicheln oder nach seinem Hodensack greifen.

Weniger extreme Variationen dieser Stellung empfehlen sich, wenn die Frau nicht geschmeidig genug ist, ihre Beine auf die Schultern des Mannes zu legen, oder wenn Abwechslung gewünscht wird. So kann der Mann sich zwischen die Beine der Frau zurücklegen und, mit seitwärts weit geöffneten Beinen, in sie eindringen. Dabei umschließt er Yoni, Oberkörper und Kopf wie eine Schere, und beide erreichen eines der schönsten Gefühle von Nähe und Einheit, die möglich sind. Da dieses Asana den genitalen Kontakt verstärkt und außerdem sehr bequem ist, eignet es sich gut für die ruhige Durchführung des Rituals.

Nagara Bandha

Beim Nagara Bandha ergreift der Mann fest die Knöchel seiner Frau, öffnet ihre Beine und hebt sie bis zu seiner Taille hoch. Er kann ihre Beine weit spreizen, um ihr das Gefühl der Hilflosigkeit und des Ausgeliefertseins zu geben und um zu sehen, wie sein starkes Organ in ihre bloßgelegte Öffnung eindringt. Oder sie kann die Beine um seinen Rücken schlingen, um das Gefühl der Nähe zu verstärken und ihn tiefer in sich hereinzuholen.

Avidarita Asana

Bei dem Avidarita Asana hebt die Frau die Beine und legt ihre Füße auf den Brustkasten des Mannes, der zwischen ihren Oberschenkeln sitzt. Ihre empfindlichen Fußsohlen können über seine Haut und Brusthaare streichen oder ihre Zehen mit seinen Brustwarzen spielen, bevor sie sich voll auf das Vergnügen seines Eindringens und Stoßens konzentriert.

Traivikrama Bandha

Hier sind die Beine der Frau wie Scherenzangen geöffnet, das eine auf dem Bett oder Teppich liegend und das andere so weit wie möglich emporgestreckt, bis zu seiner Taille, seinen Schultern oder seinem Kopf, während der Mann sitzend, kniend oder hockend in sie eindringt. Dies führt dazu, daß sich die Yoni fest um den Schaft des Lingam schließt, wodurch sich die Erregung beider Partner steigert.

Vyompada Bandha

Nun werden Sie sehen, warum ich Ihnen empfohlen habe, mit einigen Grundübungen des Yoga anzufangen, um elastisch zu werden für die reiche Vielfalt der Asanas. Bei dieser Stellung liegt die Frau auf dem Bett oder Teppich, hebt ihre Beine und Hüften hoch und zieht sie nach hinten, bis ihre Knie sich jeweils seitwärts vom Kopf befinden und ihre Füße und ihr Haar das Bett berühren. Und dann ist sie nur noch Yoni.

Indrani Asana

Die Legende erzählt, daß dies die Lieblingsstellung der Göttin Indra war. Die Frau liegt auf dem Rücken und öffnet ihre angezogenen Knie so weit wie möglich (sie müssen nicht das Bett berühren), um ihre Yoni ganz bloßzulegen. Um dieses Gefühl zu verstärken, sollte der Mann über ihr kauern, während er in sie eindringt.

Bei einer anderen Variation dieses Asana hockt die Frau, den Kopf aufrecht erhoben, ihre Knie weit geöffnet, und bietet ihm ihre Genitalien als Geschenk an.

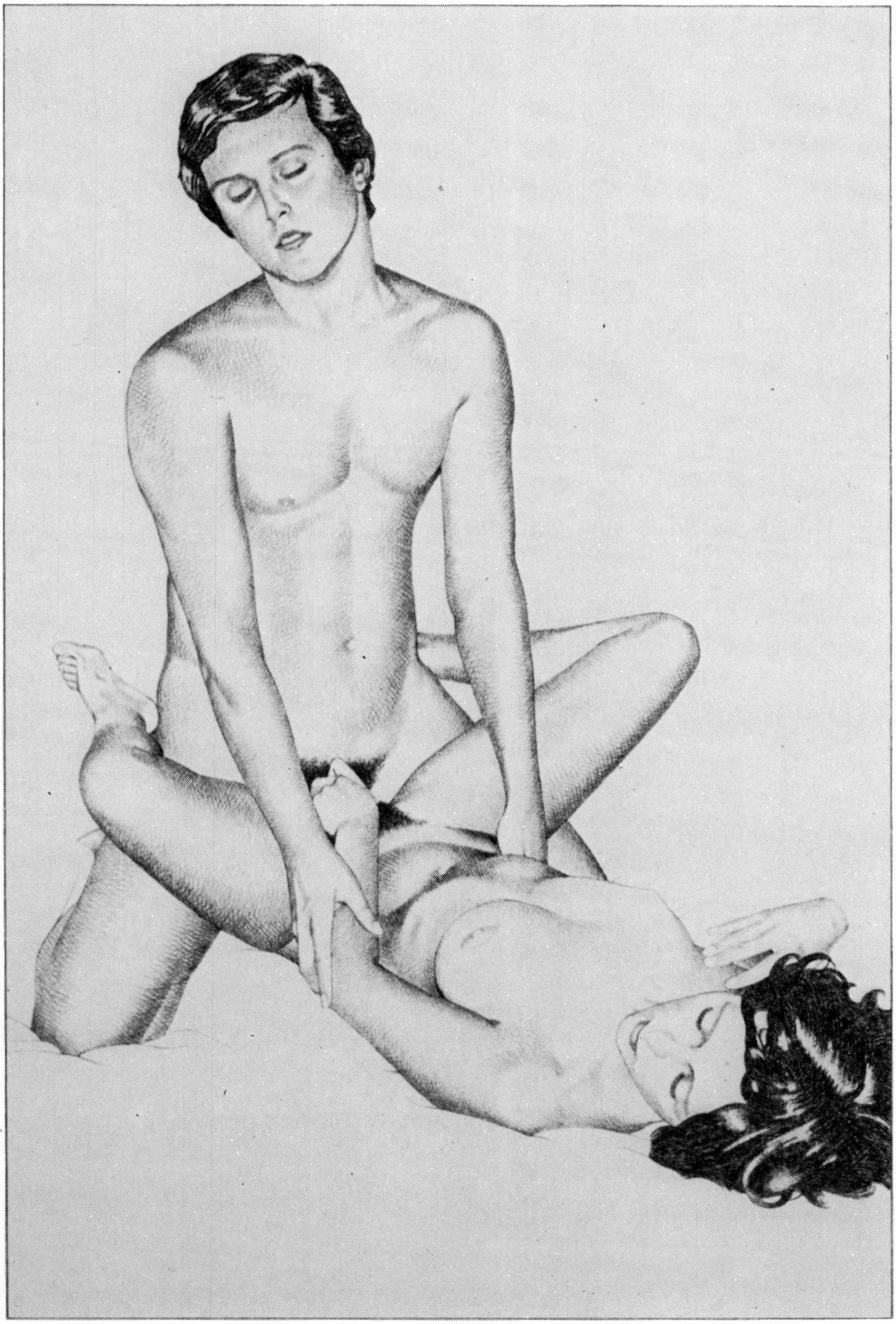

Samarachak Asana oder Kamas Rad

Wieder liegt die Frau auf dem Rücken und der Mann auf ihr. Beide spreizen die Beine weit, und der Mann nimmt die Hände der Frau, so daß nun beide mit seitwärts ausgestreckten Armen und Beinen daliegen. Dies gibt dem Mann das Gefühl, er beherrsche die Frau, wie auch einen sehr hautnahen Kontakt der Oberkörper, Bäuche, Brüste und natürlich der Genitalien. Durch das Gewicht des Mannes reibt sein Schambein an ihrem Venushügel.

Saumya Bandha

Diese alte indische Lieblingsstellung kennt man bei uns unter dem Begriff Missionarsstellung.* Die Frau liegt flach auf dem Rücken oder lehnt sich bequem in ein großes Kissen zurück, während der Mann auf ihr hockt oder liegt. Er kann sie fest mit beiden Händen umfassen, während sie die Hände um seinen Hals schlingt und das Gefühl des Naheseins genießt. Ihre Oberschenkel können sich um seinen Rücken oder seine Beine schlingen, so daß sie in den Rhythmus seiner Bewegungen einfällt, die unbändig heftig oder sehr zart, langsam oder rasch, mehr oder weniger tief sein können.

Jrimbhita Asana oder Kamas Bogen

Die Frau liegt auf dem Rücken, und der Mann schiebt ein Kissen unter die Hüften seiner Geliebten, um so den Sitz des Vergnügens zu erhöhen und ihren Körper sanft nach hinten zu biegen – in die Form eines Bogens. Er kann zwischen ihren Beinen knien und in sie eindringen, oder seinen Körper zu einem Gewölbe strecken und sie ganz bedecken, so wie der Himmel die Erde bedeckt.

* Der Begriff ›Missionarsstellung‹ soll auf die Polynesier zurückgehen. Diese amüsierten sich über die ihnen ungewohnte Stellung der Europäer, die sie durch Missionare kennenlernten.

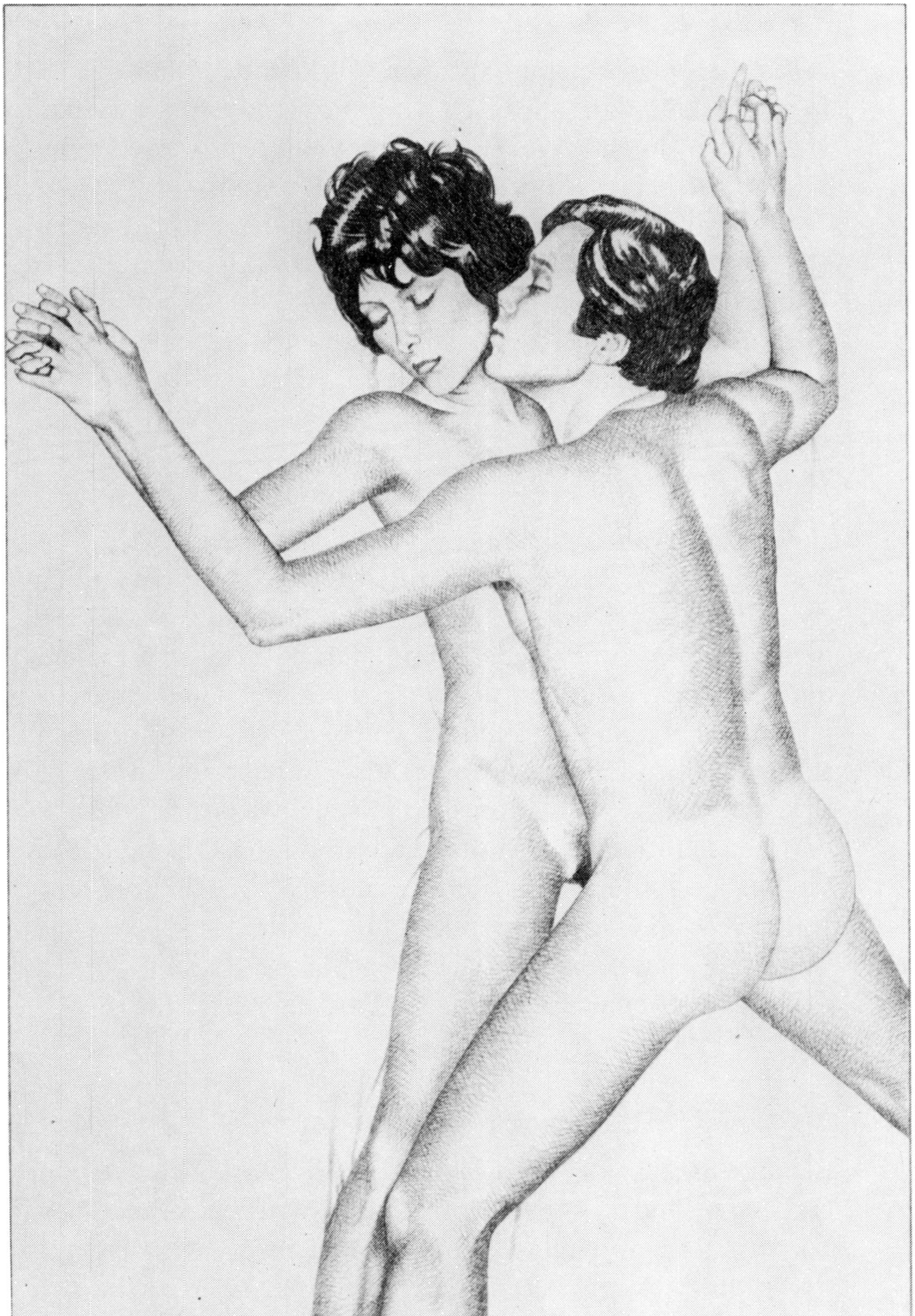

Sputhma Bandha

Auch hier liegt die Frau auf dem Rücken, der Mann dringt in sie ein, hebt dann ihre Beine und drückt die Oberschenkel zusammen, so daß ihre Yoni seinen Penis fest pressen kann. Durch dieses Pressen erhöht sich die Reibung.

Man kann diese Stellung und die folgenden auch variieren: Der Mann steht neben dem Bett, und die Frau liegt mit ihren Hüften nahe an der Bettkante. Sie kann ihre Yoni pressen und zusammenziehen und so den Mann erfreuen, der vor ihr steht und sich nach vorne lehnt.

Puhapaka Asana

In dieser lustvollen Stellung liegt der Mann oben auf der Frau, und beide Partner sehen sich an, die Beine zusammen und die Arme über den Köpfen, so, als ob sie tauchen wollten. Um dem Mann das Eindringen zu erlauben, sollte die Frau zuerst auf dem Rücken liegen, mit gespreizten Beinen und angewinkelten Knien, und ihre Yoni zur vollen Verehrung darbieten, so wie die Steingöttin von Haidarâbâd. Sobald sie sein starkes Lingam in sich spürt, kann sie die Beine wieder ausstrecken und seinen Mund während des ganzen Asanas küssen. Diese Stellung erlaubt nicht das tiefste Eindringen, dafür aber lustvollen Kontakt der Peniswurzel mit der Klitoris. Die Frau trägt dabei das ganze Gewicht des Mannes, deshalb dürfte sich dieses Asana nicht für jedes Paar eignen.

Mula Bandha

Bei diesem Asana kommt es zu wenig Kontakt zwischen den Liebenden und zu überhaupt keinem zwischen ihren Oberkörpern. Ich empfehle das Mula Bandha nur für extrem orgastische Partner, die bereits einige Monate Tantra glücklich praktiziert haben und in der Lage sind, einen hohen Grad an Erregung durch Meditation und Vorspiel zu erreichen.

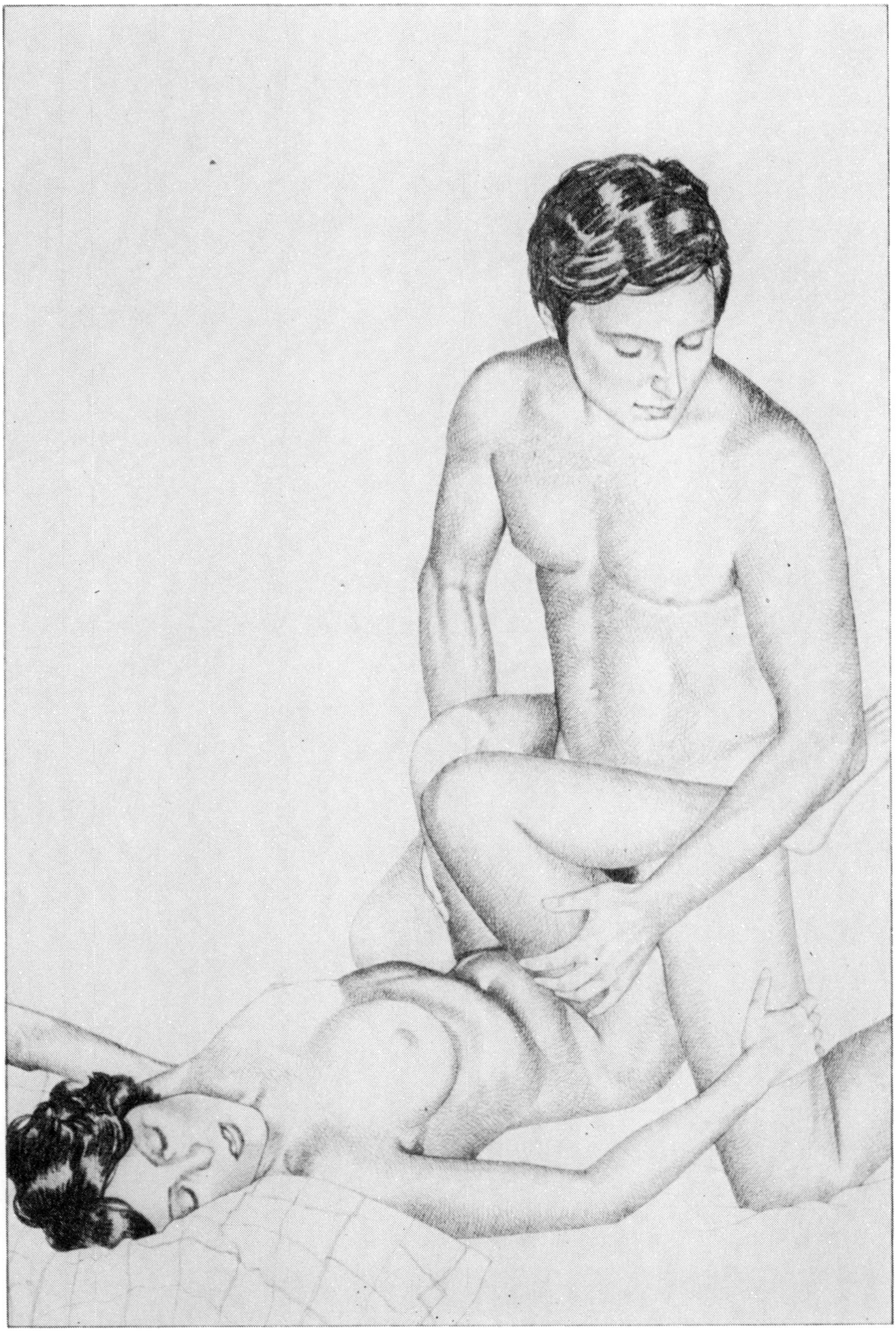

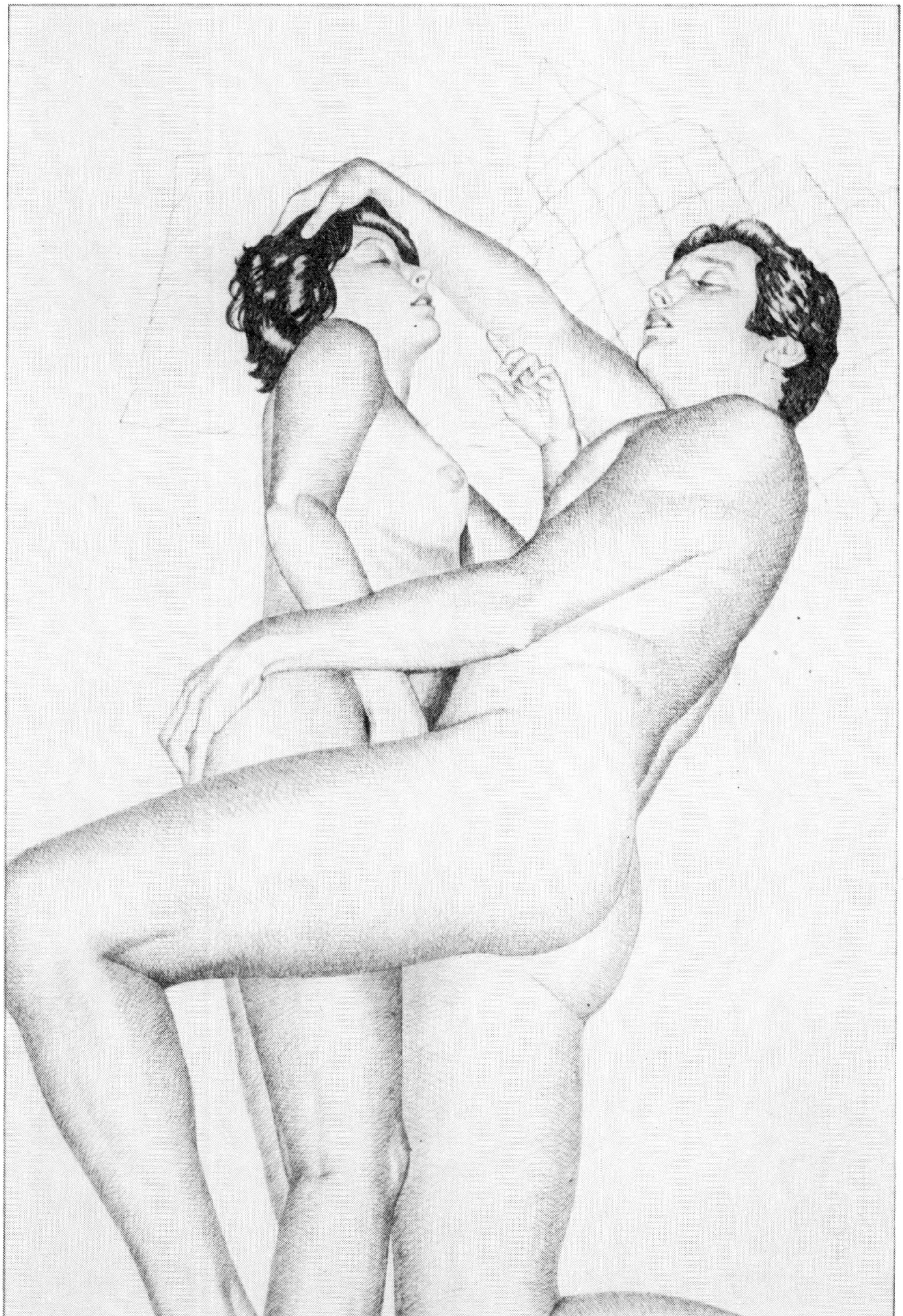

Der Mann sitzt auf dem Bett oder Teppich, mit offenen Knien und geschlossenen Füßen. Die Frau sieht ihm in das Gesicht und läßt sich dann nieder. Das Lingam in der Yoni lassend, gehen dann beide – Mann und Frau, Shiva und Shakti – mit ihrem Oberkörper nach rückwärts, bis sie beide auf dem Rücken liegen, mit ihren Köpfen an entgegengesetzten Enden. Die Hinterbacken der Frau ruhen auf dem offenen Schoß des Mannes, ihre Beine schlingen sich um seine Hüfte, und beide halten einander an den pulsierenden Handgelenken. In dieser Stellung ist die Beschleunigung des Pulsschlages das beste Zeichen, an dem man die steigende Erregung des anderen fühlt und ermißt, damit man die leidenschaftliche Energie im Kreis fließen lassen kann, bevor sie im Gehirn explodiert. Durch Zurückhalten kann man die Erregung steigern. Der ungewöhnliche Winkel des Lingam führt zu verstärktem Druck an der Spitze der Yoni, wodurch sich das Vergnügen lustvoll erhöht, obwohl das Lingam nicht tief eindringen kann. Die Frau kann ihre Yoni in gleichmäßigem Rhythmus zusammenziehen und entspannen und sie so beide zum Orgasmus führen.

Tiryak

Die nächste Gruppe beliebter Hindu- und Tantra-Stellungen ist das Tyriak – Seitenstellungen, die für beide Partner sehr bequem sind.

Vinaka Bandha

Um dieses Bandha zu genießen, liegen beide Partner auf der Seite und sehen einander an. Der Mann hebt sein oberes Bein über die Hüfte der Frau und läßt das andere ausgestreckt auf dem Bett. Da dies für beide Partner sehr einfach ist und ihnen erlaubt, mit Händen, Mündern und Augen zu spielen, kann das Bandha auf Stunden ausgedehnt werden.

Sampata Bandha

Hier liegen beide auf der Seite, mit ausgestreckten Beinen und ohne sich zu umarmen. Dieses Asana erlaubt nicht sehr tiefes Eindringen oder starke Reibung, aber es ist eine angenehme Abwechslung, wenn sich die Frau hoch orgastisch fühlt.

Karkata Bandha

Auch hier liegt das Paar auf der Seite, der Mann zwischen den Oberschenkeln der Frau, während sie ihre Füße um seinen Körper schlingt, so daß sich beide im gleichen Rhythmus bewegen können.

Lata Asana oder Schlingpflanzen-Stellung

Um den Geist auf einen Punkt konzentrieren zu können, umarmt sich das Paar so eng und innig wie möglich. Die Partner können bequem auf der Seite liegen oder stehen. Die Frau windet sich um den Mann und vermischt ihren Atem mit dem seinen. Wenn sie ihr Bein über seine Schulter hebt, verstärken sich das Gefühl des Eindringens und die Erregung der Frau. Die Finger streicheln das Haar, Arme und Beine vermischen sich, so daß sie fast nicht zu unterscheiden sind, wie die Ranken einer Schlingpflanze, die sich um einen Baum winden.

Upavishta oder sitzende Stellungen

Sitzende Stellungen sind in Indien viel populärer als im Westen, wo viele immer noch der Meinung sind, Sex sei etwas, das im Dunkeln, unter der Bettdecke und halb im Schlaf stattfinden solle. Die Tantriker schätzen die sitzenden Stellungen auch deshalb, da sie die Meditation und Visualisation fördern, ohne zu ermüden. Man bleibt ruhig, aber wach und genießt jede Nuance des Vergnügens. Dabei ist es nicht notwendig, gerade wie ein Ladestock zu sitzen. Man kann sich auch in ein Kissen zurücklehnen.

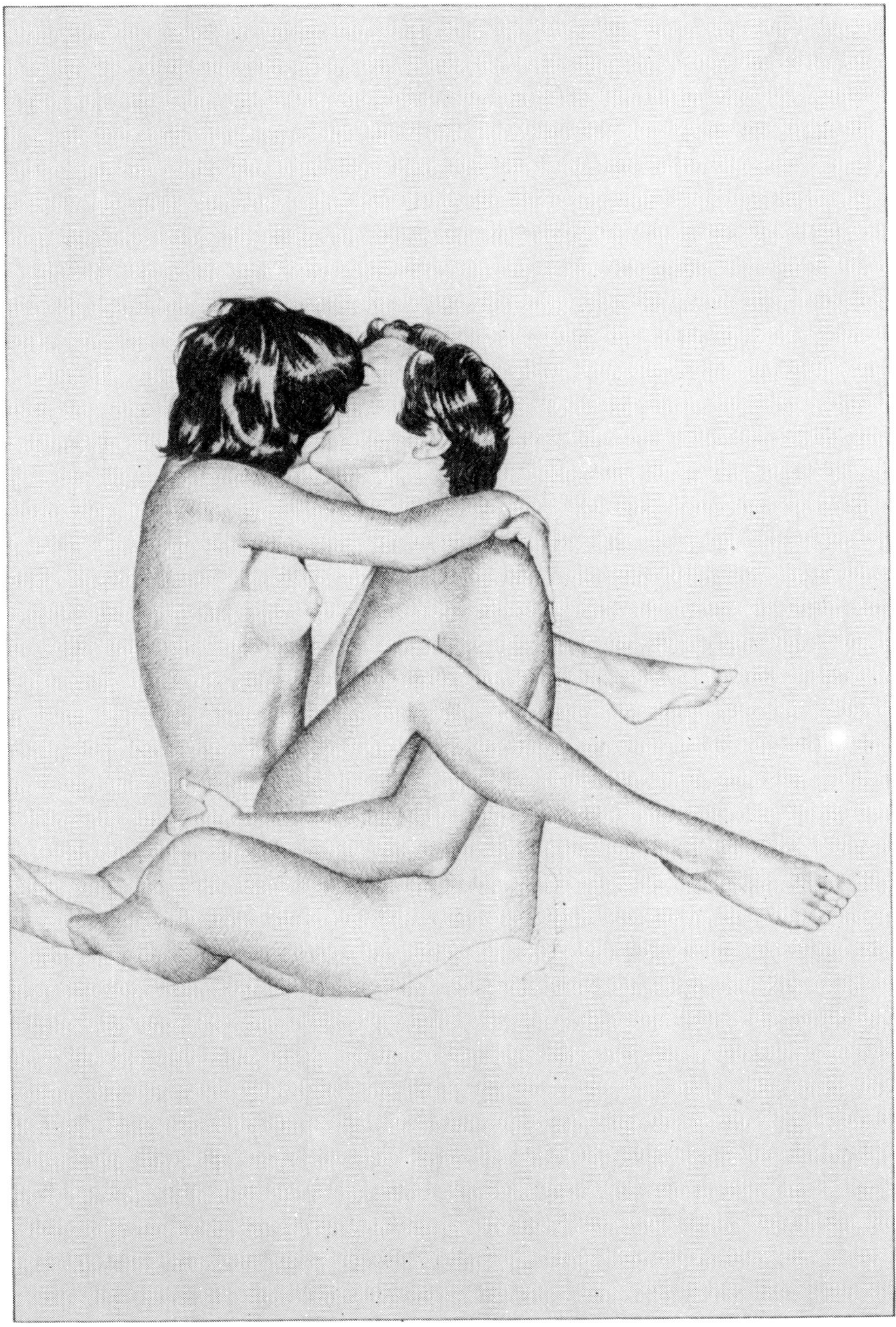

Padma Asana

Der Mann sitzt in der Lotusstellung, die Knie geöffnet und die Füße so nah wie möglich am Muladhara-Sexualzentrum – in der Glücksstellung. Die Frau läßt sich auf sein steifes Lingam nieder, ihr Gesicht berührt seines, ihre Arme sind fest um seinen Hals geschlungen. Sie hebt ihre Beine über seine Ellbogen, um ein durchbohrendes Eindringen zu ermöglichen. Die Linie ihrer ausgestreckten, hochgehobenen Beine bis hin zu den gesenkten Füßen ist so elegant und anmutig wie in einer Ballettszene.

Suhapadma Asana

Diese Stellung ist fast gleich wie das Padma Asana, nur sind hier die Beine der Frau eng um die Taille des Mannes geschlungen, wenn sein starkes Organ in sie eindringt. Der fein geschwungene Bogen ihres Gesäßes ruht auf seinen Füßen.

Rati Asana

Das Rati Asana ist eine Lieblingsstellung der nepalesischen Götter und Göttinnen. Oft hält die vergoldete Bronzegöttin dabei eine schneidend scharfe Klinge hoch, um die Fesseln des Ego abzutrennen. Der Mann sitzt mit geöffneten Beinen. Die Frau bedeckt mit ihrem Körper sein ganzes Geschlecht, mit Ausnahme der Hoden, die auf nepalesischen Gemälden wie kleine Bällchen unter ihren runden, festen Gesäßbacken sichtbar sind. Beide sehen sich tief in die Augen, ihre Münder treffen aufeinander, und ihre Zungen vereinigen sich.

Diese Stellung kann sehr nützlich sein, wenn ein Paar sich mit einem Autositz als Ort seines ersten Rituals zufriedengeben muß. In Rom wurden die Jungfrauen einst in die Liebe eingeweiht und defloriert, indem sie sich auf in Stein gehauene Statuen des Gottes Priaps mit erigiertem Phallus setzten.

Danchala Asana

Bei dieser eleganten Ritualstellung sitzt der Mann, seinen Blick nach vorne gewandt, die Beine gespreizt und die Füße auf dem Boden. Auch die Frau schaut nach vorne, ihren Rükken dem Partner zugewandt, und sitzt auf seinem Lingam. Sie hält ihre Beine um die seinen geschlungen und umfaßt mit einer Hand seinen Hals. Die Hände des Mannes sind frei, um ihre Brüste und Klitoris zu streicheln. Ein Spiegel kann den Liebenden das Gefühl der Nähe vermitteln und verstärken.

Upapad Asana

Die Frau sitzt auf dem Schoß des Mannes und schlingt ein Bein um seine Taille, das andere hebt sie über seinen Arm oder seine Schulter hoch. Die Schönheitspflege der Füße erweist sich bei solch einem Asana als sehr wichtig. Die Inder waschen und parfümieren sie mit Ölen, färben die Nägel mit scharlachrotem Lack, bemalen sogar die Fußsohlen mit Henna und tragen gewöhnlich Zehenringe und Fußspangen aus Silber.

Vaidhurit Asana

Bei dieser sitzenden Stellung schlingt jeder Partner seine Beine um den anderen, um so das Gefühl der Einheit zu verstärken.

Panipash Asana

Auch hier sitzen die beiden Partner einander gegenüber und lehnen sich leicht zurück, so daß sie während der Liebe einander an den Füßen halten und sanft Sohlen, Rist und Zehen, besonders die große Zehe streicheln können.

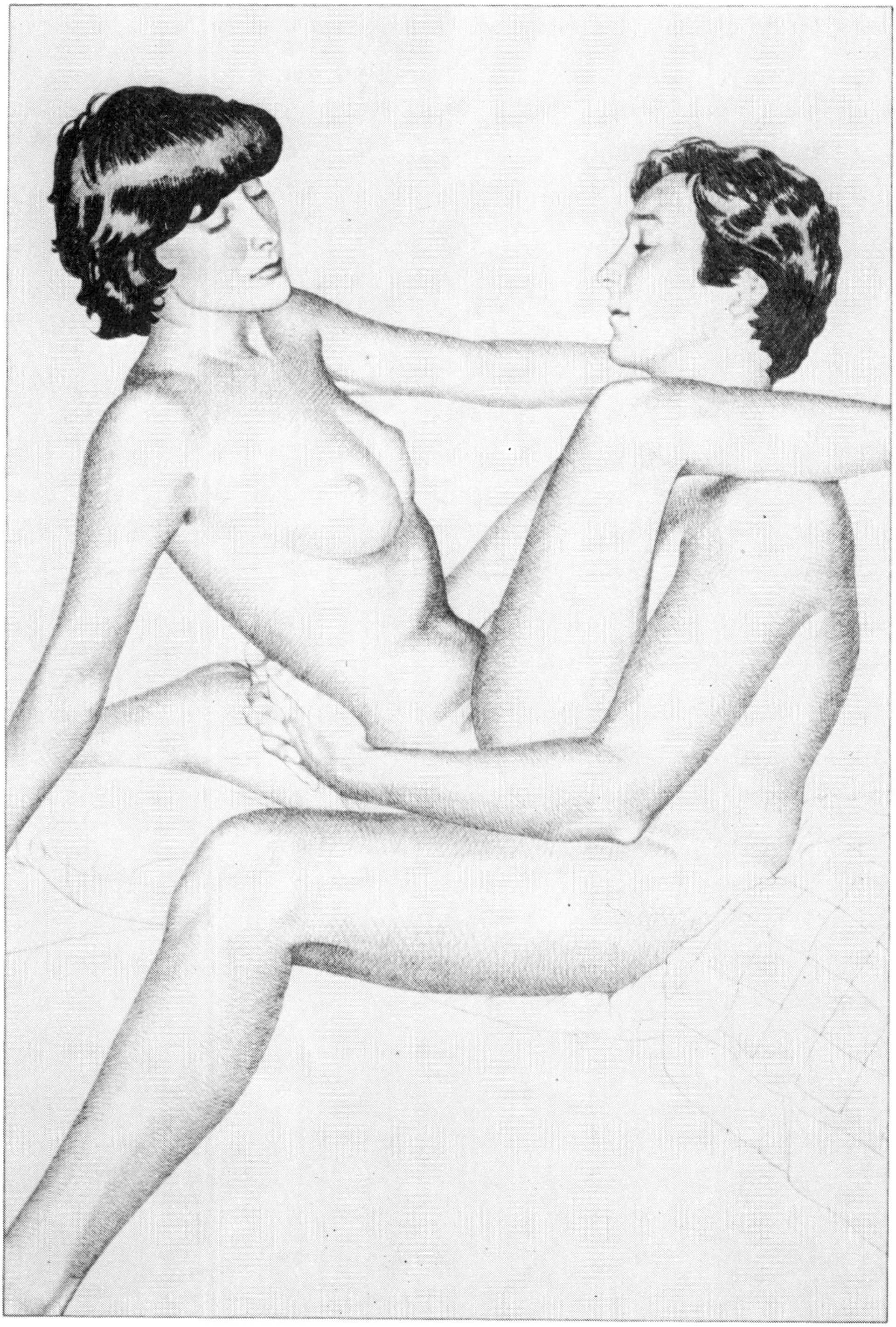

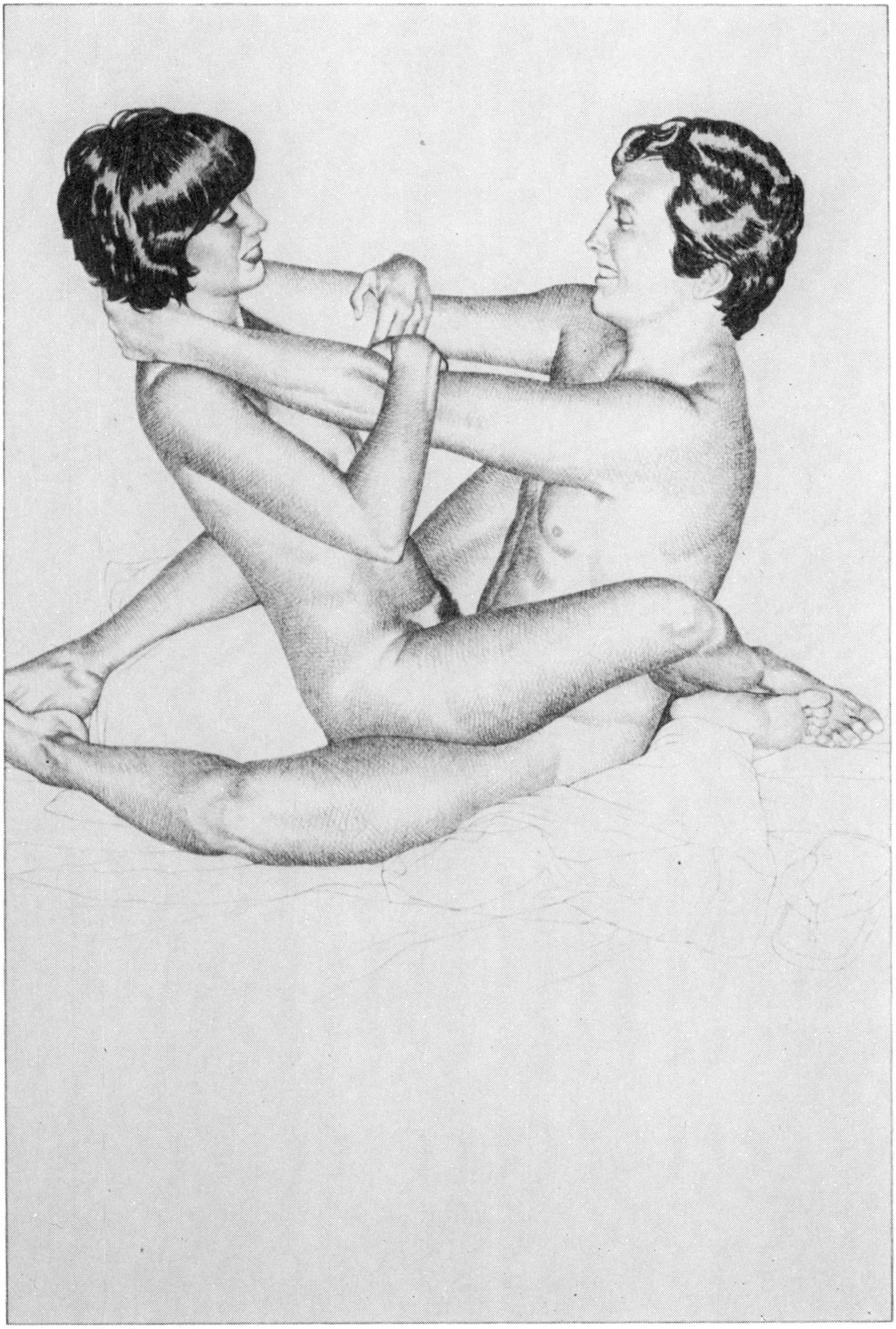

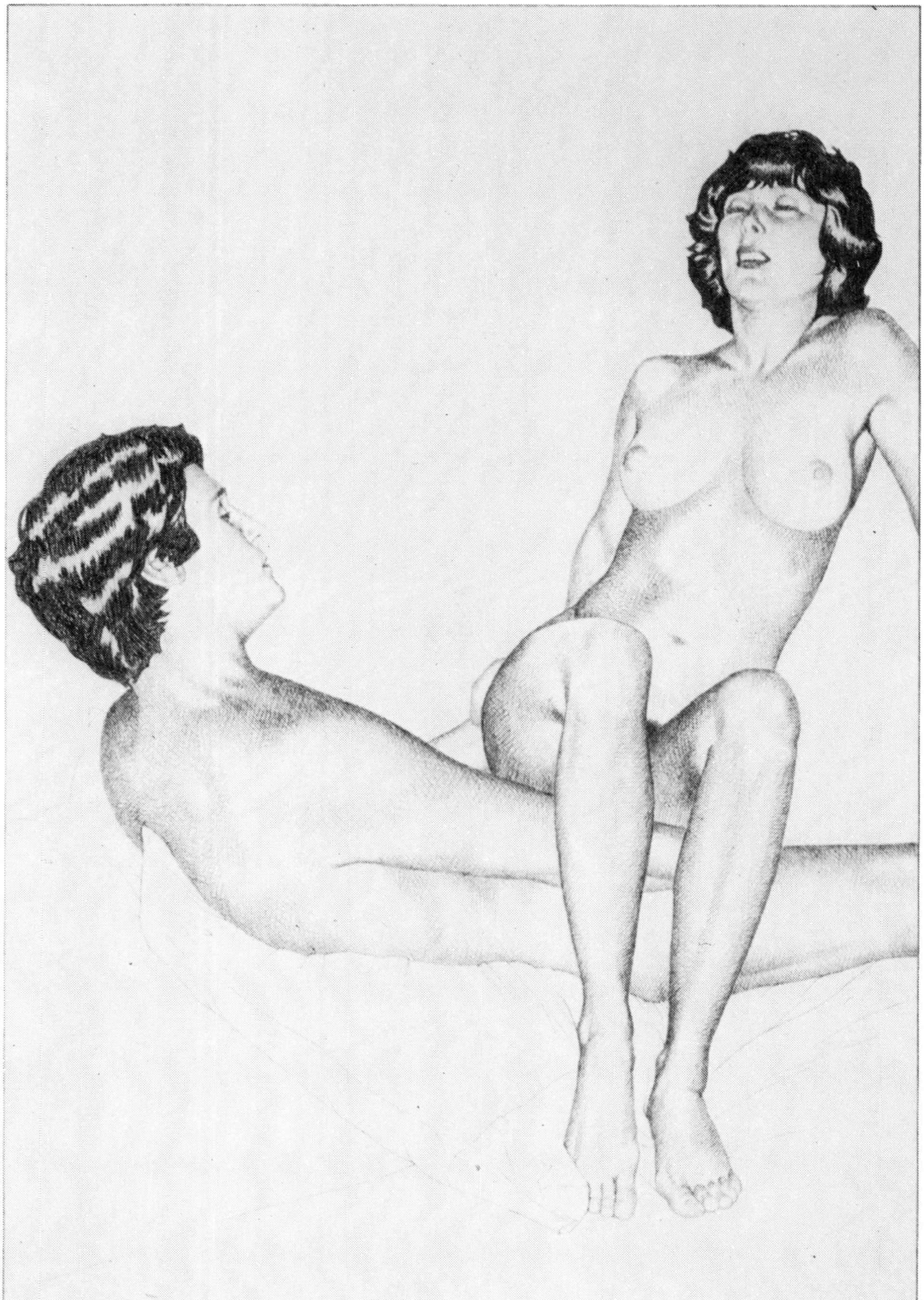

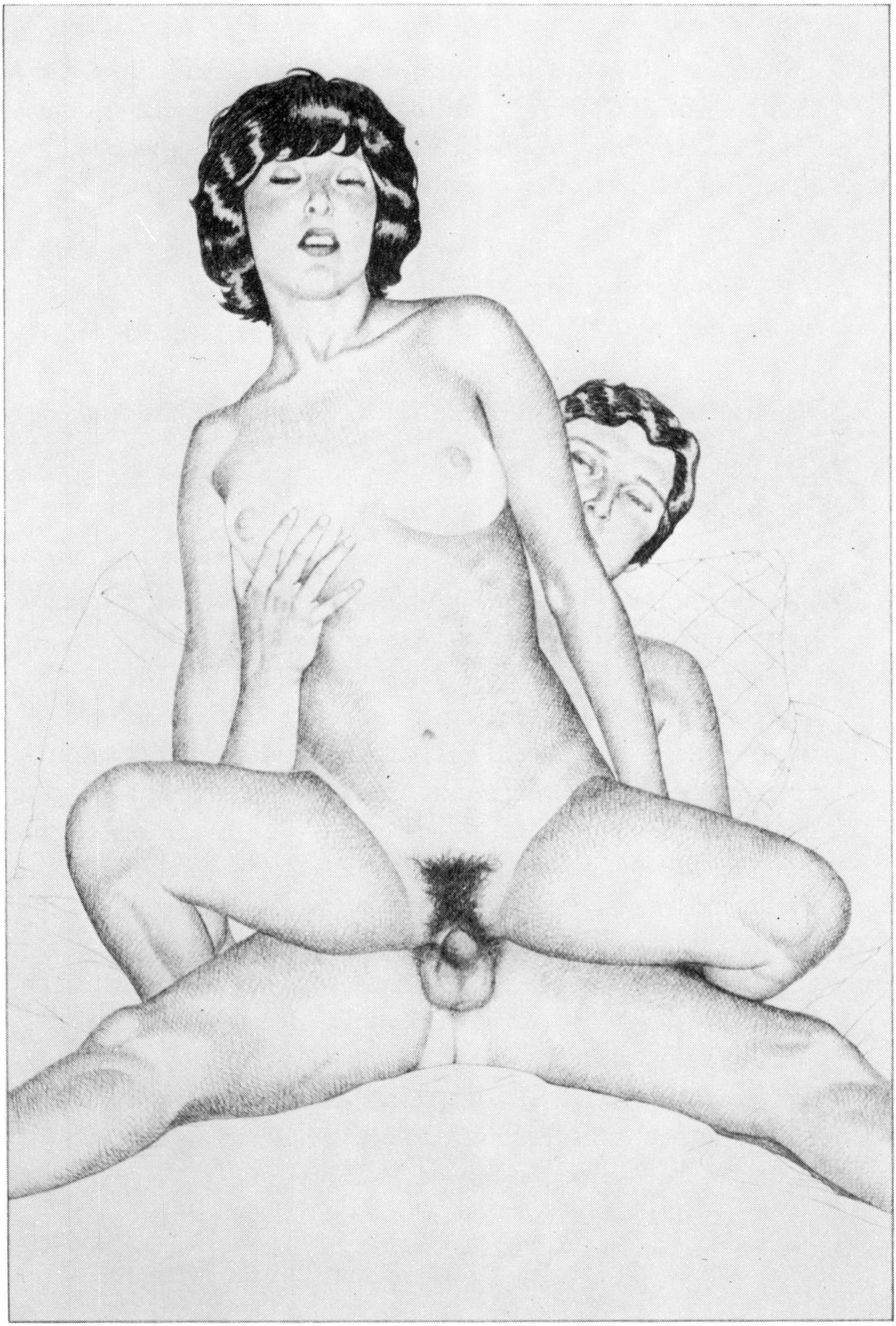

Sanyaman Asana

Diesmal schlingt die Frau ihre Beine um die Taille ihres Geliebten, auf der Höhe der Ellbogen, während er mit seinen Händen ihr Genick hält. Jede kleine Veränderung der Füße der Frau variiert die Erregung ein wenig.

Koormak Asana – Die Schildkröte

Bei dieser Stellung sitzt das Paar auf dem Bett oder Teppich, wobei sich Mund, Brustkasten, Arme und Beine wie auch die Genitalien eng berühren und miteinander verschmelzen.

Yugmapad Asana

Der Mann sitzt mit weit abgespreizten Beinen, die Frau sitzt ihm gegenüber, ihn anblickend, die Beine neben den seinen, so daß er ihre Oberschenkel zusammenpressen kann, um so den Druck zu steigern.

Viele Bilder und Zeichnungen zeigen halb sitzende, halb liegende Stellungen, bei denen sich das Paar in eines der großen bunten Kissen, welche die Inder so lieben, zurücklehnt. Bei diesen Stellungen kann der Mann die Frau von Zeit zu Zeit für die Dauer einiger Pulsschläge hochheben, wenn sie leicht und er stark ist. Dies erlaubt ihnen, die schöne Verschmelzung ihrer Körper zu bewundern. Er kann sie von einer Seite zur anderen oder rückwärts und vorwärts bewegen. Mein Guru, der ein großer, starker und athletischer Mann mit einer kleinen, zierlichen Frau war, gab einmal zu, daß er bei diesen schwierigen Stellungen sich besonders stark und dem Shiva ähnlich fühlt. Sie hatten dabei selten einen Orgasmus, genossen es aber als Vorspiel.

Ekadhari Asana

Bei diesem Asana sitzt der Mann auf dem Bett, lehnt sich bequem zurück, mit gespreizten Beinen und erigiertem Lingam. Die Frau wendet ihm den Rücken zu und blickt in dieselbe Richtung. Sie hockt über ihm, mit gespreizten Beinen, und läßt sich sanft auf seinen steifen goldenen Pfahl nieder. Der Mann hat seine Hände frei, um die Brustwarzen und die Klitoris der Frau zu stimulieren. Diese Stellung ist besonders erregend und unvergeßlich, wenn sie vor einem Spiegel durchgeführt wird.

Chakra Asana

Wenn Sie diese Stellung einmal ausprobieren, werden Sie verstehen, warum sie Kreisstellung genannt wird. Sie erfordert ein bewegliches Rückgrat, besonders vom Mann. Er dringt in seine Shakti ein, die auf der Seite lehnt, legt seine Füße an ihren Kopf, von ihr wegblickend, wölbt dann mit ihrer Hilfe seinen Rücken und dreht seinen Kopf nach rückwärts, um sie zu küssen – wobei ihre Oberkörper einem Kreis gleichen. Der Mann langt mit einem seiner Arme über seine Schulter zurück, so daß er die Brust seiner Geliebten streicheln kann.

Dieser symbolische Kreis sammelt die Energie des Paares und verstärkt die Stöße des Vergnügens, denn der Orgasmus ist sowohl ein Aufnehmen wie auch ein Ausströmen von Energie. Tiefes Eindringen ist hierbei nicht möglich – auf einem alten Gemälde aus Nepal sieht man gerade noch die rosa Spitze des Lingam, wie er in die Yoni eindringt.

Indische, nepalesische und tibetanische Kunst – Skulpturen, vergoldete Bronzestatuen und Bilder eingeschlossen – zeigen viele Variationen der sexuellen Vereinigung im Stehen.

Hari Vikrama Bandha

Diese Form des stehenden Koitus ist eine beliebte Yab-Yum-Stellung auf den Gemälden tibetanischer Tempel. Sie stellen gewöhnlich sich paarende Gottheiten dar, die von kleineren, ergänzenden Figuren umgeben sind. Der Gott steht, die Beine gespreizt, ein Knie leicht gebeugt, und schlingt einen Arm in inniger Umarmung um seine Shakti. Sie steht, ihn anblickend, mit einem Bein auf dem Boden oder seinem Fuß, das andere hochgehoben und um den Oberschenkel seines abgewinkelten Knies geschlungen. Ihr Arm umfaßt seinen Hals, den anderen streckt sie hoch in die Luft. Sie ist auf seinem Lingam aufgespießt, ihr Bauch und ihre Brüste sind gegen seinen Körper gepreßt, und ihr Kopf ist in freudigem Stolz zurückgeworfen. Dies ist einer der kraftvollsten aller Asanas.

Ist der Mann viel größer als die Frau, so kann sie sich auf eine Stufe, einen Schemel oder auf die Kante eines niedrigen Bettes stellen, auf das sich das Paar vielleicht später in leidenschaftlicher Umarmung werfen wird.

Vielleicht wollen Sie diese stehende Stellung einmal unter der Dusche versuchen. Stellen Sie sich dabei vor, Sie werden mit nie endenden Mengen kosmischen Bindhus – warmer, unerschöpflich quellender weißer Flüssigkeit, die auf Sie herabregnet – gebadet.

Yoni Asana

Auch bei dem Yoni Asana fühlen Sie sich wie ein tibetanischer Gott oder eine Göttin. Bei diesem sexuellen Asana steht

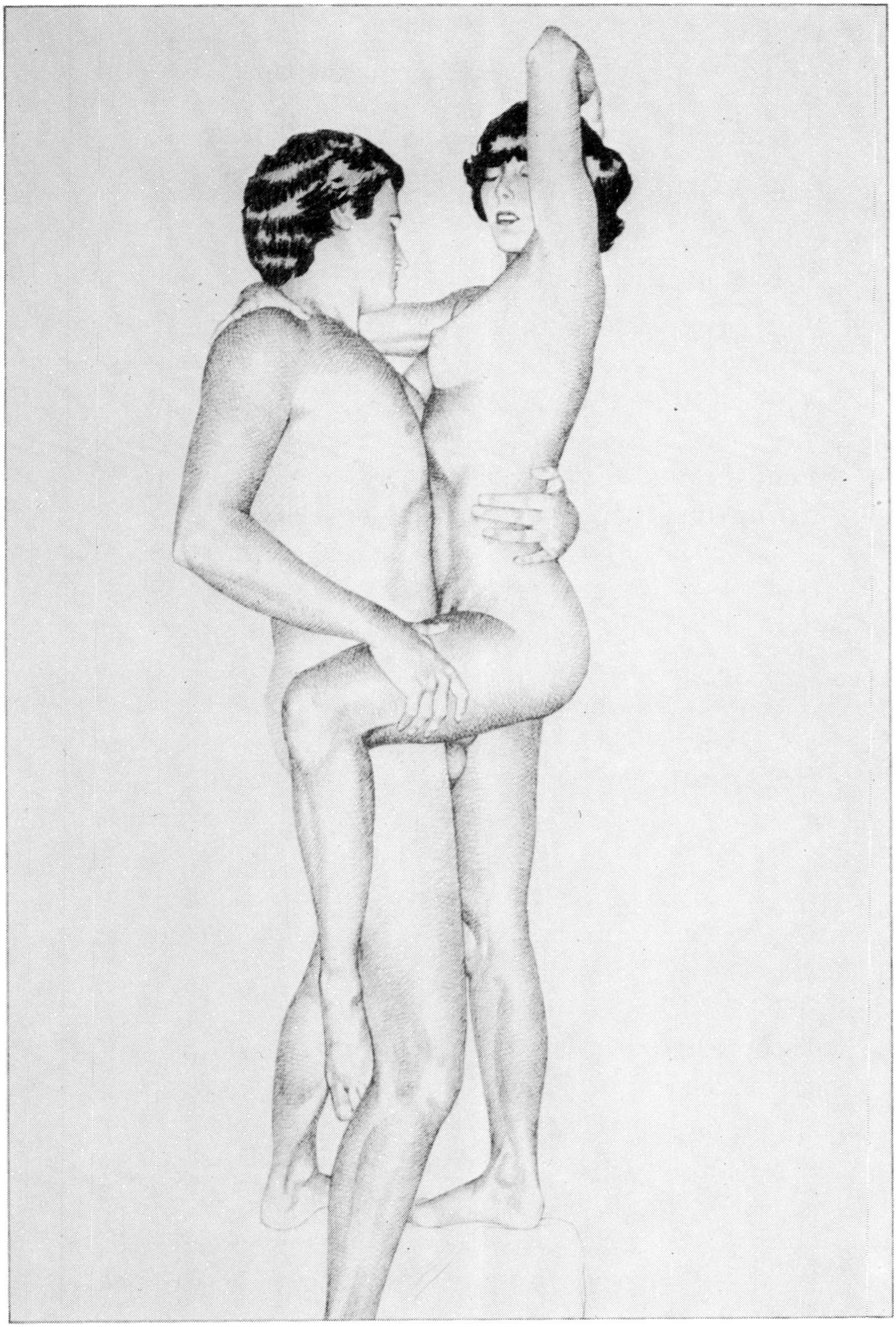

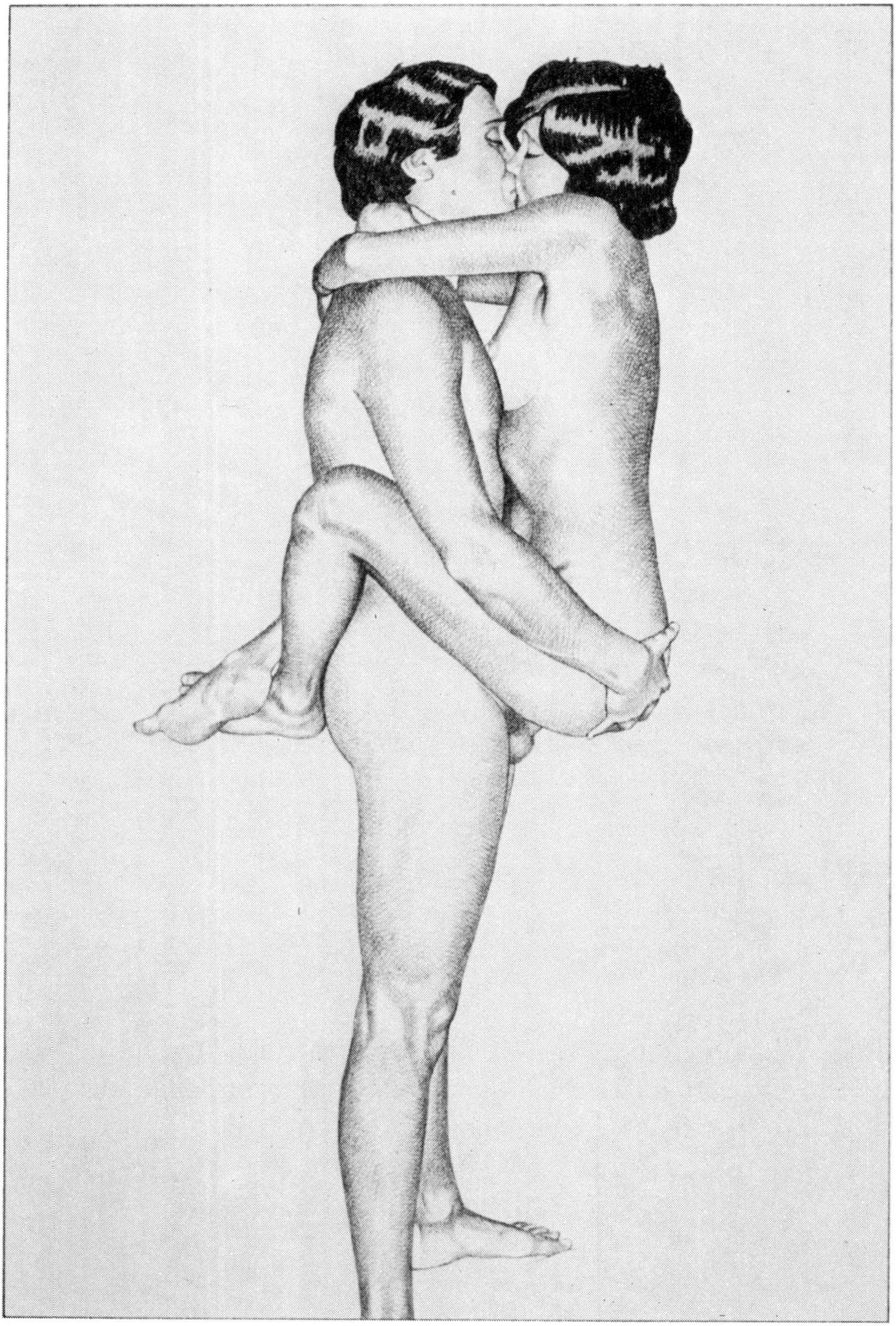

der Mann anfangs mit gespreizten Beinen da. Er kann die Frau stützen, indem er ihre Füße hält oder ihre Gesäßbacken mit seinen Händen umfaßt, wenn sie ihre Beine um seine Taille schlingt. Er kann seine Knie beugen und sie auf sein erigiertes Organ heben. Später kann er sich gegen eine Wand lehnen, auf der Kante eines Bettes oder Stuhles sitzen oder seine Partnerin auf das Bett legen, um das Ritual zu beenden.

Das Yoni Asana kann besonders von Nutzen sein, wenn das Paar sich an einem ungewöhnlichen Ort, wie zum Beispiel in einem Lift, lieben will, wo nicht genug Platz ist, um sich hinzusetzen oder hinzulegen.

Kriti Asana

Der Mann steht, die Frau schlingt ihre Arme um seinen Hals, schmiegt seinen Kopf an ihr Genick und schlingt ihre Beine um seine Taille, während er ihre Gesäßbacken hält und sie auf sein steifes Lingam hinaufhebt.

Wenn die Frau sehr leicht ist, so versuchen Sie diese Stellung einmal, während Sie tanzen (der rüttelnde, schüttelnde Rhythmus afrikanischer Musik eignet sich hierzu am besten).

Vyata Asana

Bei diesen Stellungen dringt das Lingam von hinten in die Yoni ein, während die Frau steht, sich nach vorne beugt oder auf dem Gesicht liegt. Der Mann genießt dabei die Schönheit der gerundeten Hinterbacken, zuerst mit den Augen und dann durch Berührung, mit der er zugleich auch ihre Brüste und Genitalien erreichen kann.

Bandara Asana – Die Affenstellung

Die Tiere haben uns diese Stellung gelehrt. Die Frau läßt sich auf ihre Hände und Knie nieder, während der Mann über ihr steht. Er öffnet die zwei Monde ihres Gesäßes und dringt in sie ein, am Anfang ganz sanft. Seine Hände sind frei und greifen nach den Warzen ihrer baumelnden Brüste oder spielen mit ihrer Klitoris. Er kann ganz ruhig bleiben, um zu spüren, wie sie mit ihrer Yoni sein Lingam einsaugt und zusammenpreßt, oder er kann sich leidenschaftlich bewegen und stoßen und sich seinen Weg bis in ihre tiefsten Spalten bahnen.

Tantriker in Orissa haben die schöne Miniatur eines Paares gemalt, das diese Stellung auf einem niedrigen Himmelbett genießt.

Tenuka Asana – Die Kuh

Die Frau steht, beugt sich aus der Taille heraus nach vorne, bis ihre Hände den Boden oder das Bett erreichen, wobei sie ihre Beine leicht abwinkelt. Ihre Knie berühren den Boden dabei nicht. Der Mann ›besteigt‹ sie und dringt von hinten in ihre Yoni ein, schlingt seine Arme um ihre Taille und stößt wie ein brünstiger Stier. Vergessen Sie nicht, daß die Kuh in Indien heilig ist, es ist also nichts Entwürdigendes in diesem Vergleich, eher das Gegenteil. In launiger und ausgelassener Stimmung schlägt Vatsyayana diese Stellung für einen Mann und mehrere Frauen vor. Dieser ›Verkehr für eine Herde von Kühen‹ erfreute besonders die Frauen im Harem, wenn sie in der glücklichen Lage waren, sich einen Mann zu holen.

Gajasava Asana – Der Elefant

Die Frau liegt ausgestreckt mit dem Gesicht nach unten auf dem Bett; ein Kissen hebt ihre Hüften leicht hoch, und ihre Beine sind gespreizt. Der Mann sieht sich selbst in der königlichen Stärke des Elefanten. Er liegt auf ihr, mit gewölbtem

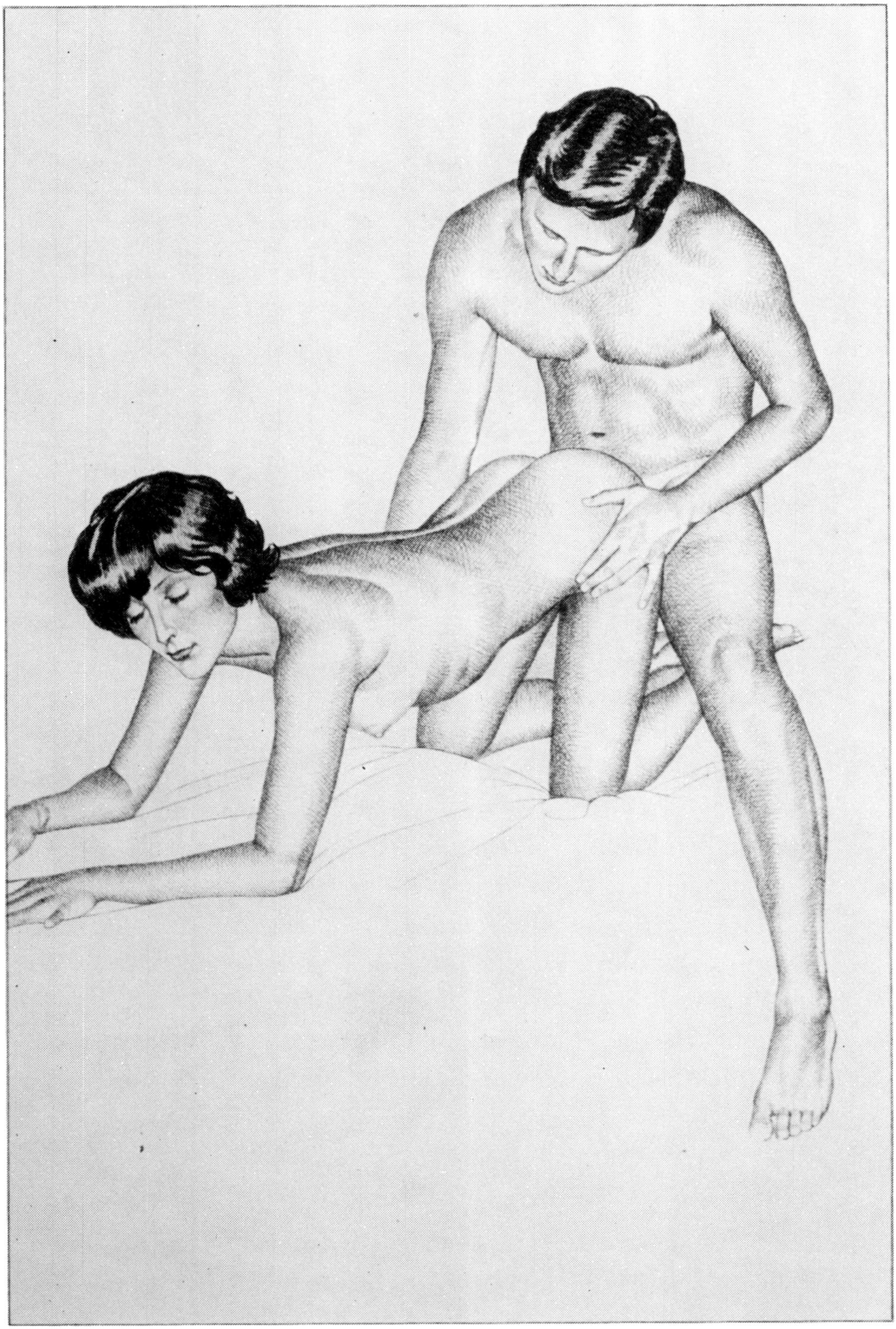

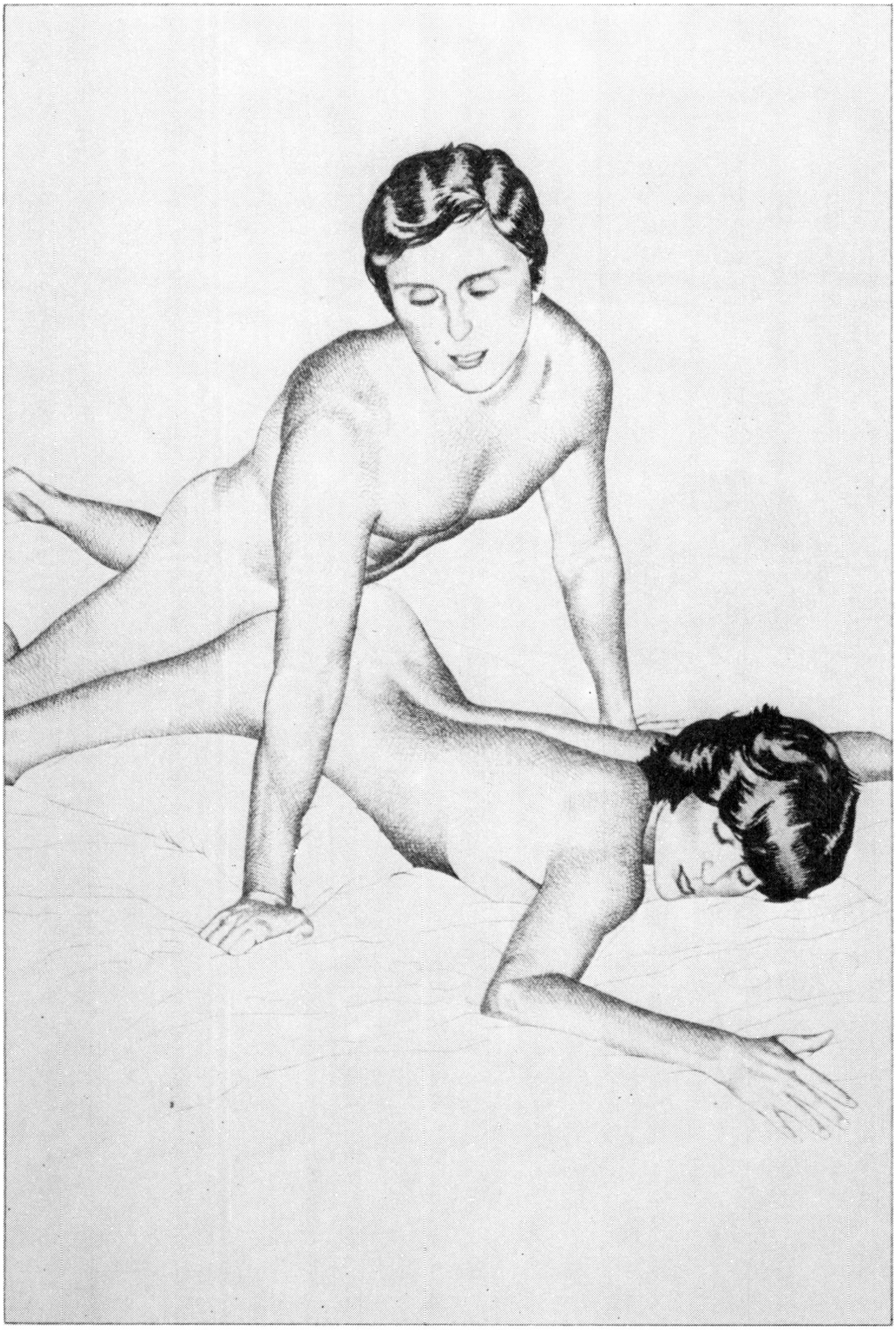

Rücken, und dringt in sie ein, während er die Weichheit ihrer vollen Hinterbacken spürt, die sie ihm entgegenstreckt. Er kann anfangs spielen, indem er sein Lingam zwischen ihren Hinterbacken reibt und mit der Spitze ihre Schamlippen und Klitoris reizt, so wie sich der Elefant an einem Baumstamm reibt.

Da diese Stellungen, bei denen der Mann von hinten in die Frau eindringt, die Klitoris nicht reiben, empfehlen sie sich am besten zur Beendigung des Liebesrituals, wenn die Frau bereits einmal gekommen ist und sich leicht orgasmisch fühlt.

Natürlich kann der Mann, oder auch die Frau, nach vorne langen, um die Klitoris zu stimulieren, bis sie befriedigt ist.

Vatsyayana empfiehlt auch das Nachahmen anderer Tiere. »Auf die gleiche Weise kann der Verkehr eines Hundes, der Verkehr einer Ziege, der Verkehr eines Rehes, das erzwungene Besteigen eines Esels, der Verkehr einer Katze, der Sprung eines Tigers, das Rammeln eines Wildschweines und das Besteigen einer Stute vollführt werden. Und in all diesen Fällen soll das Wesen dieser verschiedenen Tiere deutlich zum Ausdruck kommen, indem man sich so verhält wie diese.«

Zur Abwechslung kann sich das Paar auf die Seite rollen, um sich ein wenig auszurasten. Dies ist oft sehr gut für einen zweiten oder letzten Orgasmus, da der Penis des Mannes dabei nicht voll erigiert sein muß.

Purushaytia Bandha

Einer der größten indischen Experten auf dem Gebiet der Erotik, Kalyana Malla, der Autor des berühmten Ananga Ranga, nennt dies »die entgegengesetzte Stellung, das Umgekehrte von dem, was die Menschen gewöhnlich machen«. Richard Burton, der sich große Verdienste um die Übersetzung des Kamasutra erwarb, schrieb: »Diese Stellung wird von den Muslim tief verachtet, die gewöhnlich sagen: ›Verflucht sei derjenige, der sich zur Erde und die Frau zum Himmel macht‹.« Das Gegenteil traf jedoch für die Tantriker zu, die diese Stellung häufiger als jede andere in ihren Bildern verherrlichen. Dies war auch die Lieblingsstellung der Göttin Kali in der Vereinigung mit Shiva – wenn wir der bengalischen Kunst glauben wollen.

Viparata Asana

Die Frau liegt auf dem ausgestreckten Mann, nachdem sie sein Lingam in ihre Yoni eingeführt hat, und drückt ihren ganzen Körper eng an seinen. Sie kann ihre Beine zusammenpressen und sich vor- und rückwärts bewegen, zuerst langsam, um sie beide zu necken, dann schneller und schneller, bis sie den Höhepunkt erreichen. Sie kann auch mit ihren Hüften Kreise ziehen und so das Vergnügen stärker aufwühlen.

Shakti auf Shiva oder Bhamra Asana (»Wie eine Hummel«)

Bengalische Gemälde zeigen immer wieder die Göttin in dieser Stellung auf ihrem Gott. Der Mann liegt auf dem Rücken, und die Frau kniet über ihm, während sie ihm hilft, in sie einzudringen. Sie kann sich nach vorne beugen, wie Shakti, mit ihren Brüsten über die Brust ihres Gottes streifen und ihre Augen voller Sehnsucht in die seinen versenken.

Diese Stellung war auch bei den Griechen und Römern sehr beliebt und findet bei sexuell Erfahrenen aus mehreren Gründen großen Anklang. Sie hilft dem Mann, seinen Höhepunkt länger hinauszuzögern, und schenkt der Frau mehr Freiheit, ihren eigenen Rhythmus zu finden. Der Eindringungswinkel ermöglicht maximale Lust und Stimulierung der Klitoris auf dem Schambein des Mannes; das Vergnügen erhöht sich, wenn sie ein Kissen unter seine Hüften legt. Die Frau kann eine Rückwärts- und Vorwärts- oder eine kreisende Bewegung vollführen oder beides. Wenn sie ihre Hüften zurückbeugt, bevor sie sich bewegt, wird ihre Klitoris stärker gerieben. Diese Stellung ist sehr schonend für den Mann, da die Frau den Großteil der Aktivität übernimmt, bevor sie in seine Arme niedersinkt.

Eine kleine Frau kann sich – als Variation – auf den erigierten Penis des Mannes setzen, der auf dem Rücken liegt. Sie kann ihm in die Augen schauen oder wegblicken, ihre Beine in Lotusstellung falten oder sie ausstrecken, um den Druck beim Eindringen leicht zu verändern. Der Mann kann seine Hüften auf und nieder bewegen, während sie passiv auf ihm reitet, oder sie kann die ganze Aktivität übernehmen, um sie beide zu erfreuen.

Wenn wir uns bewußt bleiben, daß reife, vollendete Sexualität nicht Dominanz bedeutet, können wir vielleicht alle dahin kommen, diese Stellung mit der Frau oben allen anderen vorzuziehen.

In vielen dieser Stellungen kann jeder Partner die gewöhnlichen Vor- und Rückwärtsbewegungen variieren, durch Auf- und Abwärtsbewegen der Hüften, Kreisen oder Schwingen. Und vergessen Sie nicht die fast unsichtbaren Bewegungen der Vagina – schnell in sich hineinpressend oder für einige Sekunden festhaltend und auf den Penis niederdrückend.

Durch das Wechseln der Geschwindigkeit, des Rhythmus und der Kraft all dieser Bewegungen können Sie verschiedene Grade der lustvollen Erregung erzeugen. Zärtlichkeit und Sanftheit kann übergehen in wilde Leidenschaft und Ekstase.

Und denken Sie nicht, daß es für Tantriker irgendeine Beschränkung der Asanas gäbe.

Denken Sie daran, daß Tantra Befreiung ist. Tantra gibt Ihnen die Erlaubnis, erotisch zu denken, zu fühlen und zu sein. Versuchen Sie Ihre eigenen Asanas zu entwickeln und ihnen schöne Namen zu geben.

Der gleichzeitige Orgasmus

Obwohl man in letzter Zeit oft die Meinung hört, der gleichzeitige Orgasmus sei nicht erforderlich und seine gewaltsame Herbeiführung nicht wünschenswert, will ich das Interesse daran wachhalten. Er vermittelt ein wunderbares Gefühl des Teilhabens, Verschmelzens und Eins-Seins.

Es gibt einfache Mittel, ihn herbeizuführen, und es ist nicht immer alles Zufall. Pawlows Forschungsergebnisse auf dem Gebiet der bedingten Reflexe – die von der Macht der Suggestion zeugen – können auf den Menschen übertragen werden. Sobald sich das Paar öfter geliebt, die süßen Früchte gemeinsam genossen hat, kann der Mann ein befehlendes ›Jetzt‹ aussprechen, wenn er das Gefühl des Orgasmus in sich kommen spürt. Desgleichen kann ihn die Frau durch ein verlangendes ›Komm‹ auffordern.

Die Vorstellung, daß der Partner im nächsten Moment kommen wird, erzeugt gewöhnlich bei einem erfahrenen Liebhaber oder einer eingeweihten Frau eine spontane Reaktion, die fast immer zum gleichzeitigen Orgasmus führen wird. Das Mantra ›Jetzt‹, oder was immer das Paar bevorzugt, kann die Erinnerung an vergangene Freuden wecken und so gegenwärtige auslösen.

Nachspiel

Das Nachspiel wird von jungen Männern oft vernachlässigt. Hier kann ein älterer Mann sein Können und seine Einfühlsamkeit zeigen. Das Nachspiel ist von besonderer Bedeutung für Frauen, deren orgasmische Stimmung länger anhält als die des Mannes. Eine Frau kann sich mißachtet fühlen, wenn sie noch voller Gefühle ist und ihr Partner sofort nach dem Liebesakt aufsteht und sich ankleidet oder sich gleich zur Seite dreht und schnarcht. Ein paar zärtliche Worte, ein bißchen Aufmerksamkeit, Streicheln, Liebkosen oder auch nur ein

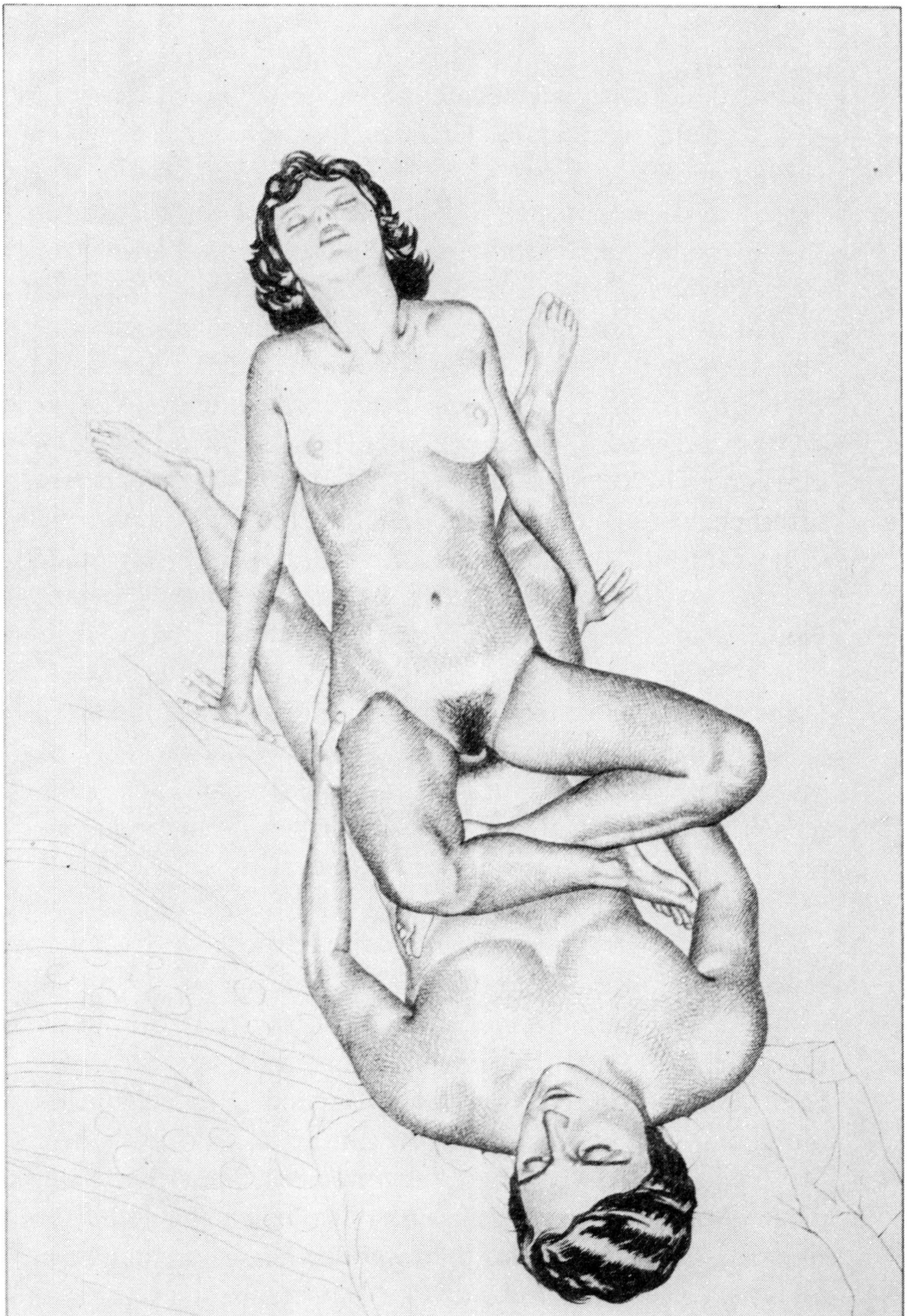

herzlicher Blick wird sie glücklich machen. Die Worte können unverbindlich sein, sollten jedoch seine Wertschätzung und Zärtlichkeit für sie ausdrücken. Sagen Sie einfach nur ihren Namen. Streicheln Sie ihr Haar, liebkosen Sie ihre Schläfen, streicheln Sie zart ihren Körper, lassen Sie Ihre Fingernägel sanft über ihren Rücken laufen. Vermeiden Sie jedoch, die Brustwarzen und Genitalien zu berühren, denn Stimulierung wäre jetzt nicht das richtige. Für beide, Frau und Mann, ist das Nachspiel eine Zeit der Ruhe, der Erholung und des sanften Ausklingens. Denken Sie daran, daß das Liebesspiel, wenn Ihr Partner einige ungelöste Probleme hat, den Körperpanzer durchbrochen und begrabenen Schmerz freigelegt haben kann. Die Reaktion könnte dann völlig unerwartet oder beunruhigend sein, wenn Sie nicht verstehen, was vor sich geht. Manchmal folgt ein Urschrei oder ein befreiendes Schluchzen auf den Orgasmus. Nehmen Sie Ihren Partner dann lieb in die Arme, seien Sie zärtlich und beruhigen Sie ihn oder sie.

Das Nachspiel ist eine besonders geeignete Zeit, um Gerüche zu genießen. Viele Frauen lieben den besonderen Duft des Samens eines geliebten Mannes, der mit ihren eigenen Sekreten vermischt ist. Der Duft seines Samens, der an ihrem eigenen Körper haftet, kann sie noch Stunden später an ihn erinnern.

Das Kamasutra erwähnt eine Reihe von kleinen Aufmerksamkeiten für diese Periode. Wie Vatsyayana empfiehlt, soll keiner der Partner sich eilig erheben, sondern der Mann das Haar der Frau streicheln, sie liebkosen und ihren Körper mit Sandelholz oder einem anderen duftenden Öl einreiben (natürlich kann sie den Mann auf die gleiche Weise verwöhnen). Dann, wenn sie in sein Haus gekommen ist, soll er sie Freunden und Dienern des Hauses vorstellen; sie sollen ruhig zusammen sitzen, sich unterhalten und sich der vergangenen Stunden erfreuen, bevor sie sich trennen.

Die feine Kunst, die Ekstase zu verlängern

Ein orthodoxer Tantriker bewahrt sich mittels gewisser Yogaübungen, die er in jahrelanger Praxis gelernt hat, vor zu schneller Ejakulation. Er kann diese während der dreißig bis sechzig Minuten, in denen er sein Lingam in der Yoni hat, hinauszögern. Dazu wendet er sowohl geistige als auch körperliche Kontrolle an, indem er sein Rückgrat anspannt, sein Kinn auf den Brustkasten preßt und vielleicht auch die Zunge in seinen Rachen zurückzieht oder -biegt. Für den westlichen Menschen mit einer weniger beweglichen Zunge gibt es eine wesentlich einfachere Technik, die Ejakulation hinauszuzögern. Alles, was dafür nötig ist, ist eine zur Zusammenarbeit bereite Shakti, die dem Mann hilft, das Vergnügen der Erregung zu verlängern und einen intensiveren Orgasmus zu erlangen.

Zwei Faktoren sind dabei für die Frau wichtig: ein aufmerksamer und erfahrener Partner und das Erwecken des Bewußtseins ihrer sexuellen Kräfte. Sind beide Voraussetzungen vorhanden, so wird der Liebesakt für beide zu einem unbeschreiblich schönen Erlebnis. Techniken, durch welche die Vergnügungsschwelle der Frau erhöht wird, werden im Abschnitt über vaginale Übungen näher erläutert. Die Fähigkeit, während der geistigen Stimulation ihre inneren vaginalen Muskeln zusammenzuziehen, erlaubt einigen Frauen, viel leichter zu einem Orgasmus zu kommen. Psychische Erregung und Befriedigung stellen sich viel leichter ein, wenn die Frau ein aktives Sexualleben führt. Die lustvolle Freude ist viel stärker und erreicht unbeschreibliche Höhen, je länger das männliche Organ in ihr ist, bis zu dem Punkt, wo sie ihr Bewußtsein verliert.

Eine Frau kann dem Mann zeigen, daß auch sie die sexuellen Freuden viel länger genießen kann, wenn beide Partner gut zusammenarbeiten. Das wird hoffentlich den Neid auf die Fähigkeit zu vielfachen Orgasmen verringern, den manche Männer Frauen gegenüber spüren.

Mann und Frau sollen sich durch Worte wie auch durch Berührungen und Zeichen einander mitteilen. Sobald der Mann eine Erektion hat, kann die Frau ihm helfen, sie aufrechtzuerhalten, und ihn gerade so weit stimulieren, daß Lust und Erregung für ihn optimal sind, ihn aber dennoch vor der Ejakulation bewahren, so lange er – und sie – möchte. Dies kann mittels der bekannten Preß-Technik geschehen, die Masters und Johnson gegen frühzeitige Ejakulation empfehlen. Wenn der Mann spürt, daß er kommen wird, bevor er möchte, soll er sein Lingam von der Yoni oder dem Mund zurückziehen. Die Frau soll dann den heißen Penis so halten, als ob sie eine Blume pflückte – mit dem Daumen und den ersten zwei Fingern. Ihr Daumen sollte am Frenulum oder auf der Unterseite liegen und ihre Finger an den Seiten der Glansfurche, wo sich Eichel und Schaft treffen. Dann soll sie fest, aber zart drei oder vier Sekunden lang pressen. Dabei kann die Erektion des Lingam ein wenig zurückgehen, aber nach einer kurzen Pause kann der Mann durch Streicheln, Liebkosen oder Lutschen wieder erregt werden. Das kann so oft wiederholt werden, wie der Mann es gerne hat. Wenn er dann bereit zum Orgasmus ist, wird er spüren, daß dieser von äußerster Intensität ist. Sobald er einmal erkennt, daß er es länger aushalten kann, als er glaubte, und sich an das Hinauszögern vororgasmischer Freuden gewöhnt hat, wird er in der Lage sein, den Orgasmus geistig hinauszuzögern. Wenn er sich sagt: »Ich will erst später«, wenn er spürt, daß es gegen seinen Willen kommt, kann es ihm helfen, die Ejakulation hinauszuzögern und die erotische Spannung ein wenig zu dämpfen – um dann, ein wenig später, einen viel stärkeren Orgasmus zu genießen.

Auf ein paar Dinge sollten Sie jedoch dabei achten. Seien Sie nicht ungeduldig, wenn Sie versuchen, eine länger anhaltende Ekstase zu erreichen. Versuchen Sie nicht, irgendwelche Rekorde zu brechen. Liebe, Sexualität sollte niemals fordernd sein. Ein Mann wird vielleicht überhaupt nicht kommen können, wenn er es zu stark versucht, und dasselbe gilt auch für die Frau. Der Zeitplan ist lediglich ein Führer, der uns die Möglichkeiten zeigt, die es gibt und deren sich einige vielleicht noch nicht bewußt sind.

Liebe im 20. Jahrhundert

Sag nie, du gehörst mir, sag nur, du bist bei mir

Im Westen wurden wir gelehrt, unser Selbst zu verleugnen und zuerst an andere zu denken. Eine der ältesten indischen Upanischaden aber sagt, die Liebe beginne beim Selbst. »Wahrlich, ein Ehemann ist dir teuer, nicht weil du den Ehemann liebst; sondern ein Ehemann ist dir teuer, weil du dein Selbst liebst . . . Wahrlich, die Götter sind dir teuer, nicht weil du die Götter liebst, sondern weil du dein Selbst liebst . . . Wahrlich, die ganze Welt ist dir teuer, nicht weil du die Welt liebst, sondern weil du dein Selbst liebst.«

Die grundlegende Einstellung in den Upanischaden ist: Wenn man sich nicht selbst liebt, kann man auch nichts anderes lieben. Liebe beginnt mit dem Selbst, aber sie führt uns aus unserem Selbst hinaus. Die Tantras lehren, das Allumfassende sowohl im Selbst als auch in den anderen und in der ganzen Welt zu lieben. Liebe kann uns zur Aufgabe unseres Selbst führen – durch Dienst am anderen oder mystische Erfahrung.

Das Wissen um die Wichtigkeit der Selbstliebe, vor Tausenden von Jahren in den Upanischaden niedergelegt, ist modernen Erkenntnissen über geistige Gesundheit überraschend ähnlich. Der Psychologe A. Maslow schrieb, die ich-stärksten Menschen seien am selbstlosesten und am fähigsten, auf gesunde Weise zu lieben. Nur mit einem starken Selbstgefühl, einer starken Identität, können wir tief genug fühlen, um Liebe zu geben und Vertrautheit und Intimität zu erreichen. Je mehr unbefriedigte Wünsche und Sehnsüchte wir haben, um so schwerer fällt es uns, über uns selbst hinauszuwachsen und mit anderen mitzufühlen. Moderne Liebe ist offen, weit und läßt sich nicht einengen. Heute mißt man geistige Gesundheit an der Liebesfähigkeit. Liebe ist wie ein lebendiger Organismus, der sich ausdehnt. Lieben ist eine Gewohnheit, eine Art des Seins. Jede Liebe beginnt mit einem inneren Aufruhr der Gefühle, aber gesunde Liebe ist keine Gefühlsduselei. Ist sie gesund, wächst sie aus einem, um viele einzuschließen, und ist mit Wissen, Vernunft und Fürsorge gepaart.

Liebe belohnt sich selbst, weil sie den Liebenden wie den Geliebten erst gestaltet. Das Wissen, geliebt zu werden, fördert das Selbstwertgefühl und die Selbstanerkennung des Geliebten, indem es ein ideales Selbstbild schafft und den Glauben bestärkt, der Liebe wert zu sein. Wer geliebt wird, wird dem Bild ähnlich, das der Liebende von ihm hat. Liebe ist nicht immer blind. Im Gegenteil, aus der Tiefe der Fürsorge erkennt der Liebende sowohl Stärken als auch Schwächen viel klarer. Und sind wir in Wirklichkeit nicht oft gerade von Fehlern am meisten beeindruckt – von der unsicheren Geste, den Falten um die Augen, den Sommersprossen oder irgendeiner persönlichen Eigenart?

Das Wunder ist doch die Art und Weise, wie ein anderes unvollkommenes Wesen, vielleicht mit Pickeln oder Krähenfüßen oder beidem behaftet, unsere Herzen mit Liebe für das ganze Leben füllen kann und uns sich eins fühlen läßt mit allen, die je geliebt haben.

Je sicherer und selbständiger Liebende sind, um so schwächer wird das Verletzende und Feindliche, das die Liebe trübt. Wenn wir lieben oder in Momenten, in denen wir ganz bei uns sind, verletzen Fehler und Schwächen des anderen nicht, sondern wir können mild und verzeihend darüber lächeln. Liebe bedeutet nicht, einen anderen Menschen aufzufressen und zu verschlingen, sondern heißt, sich auf eine andere Seele einzustimmen und mitzuschwingen.

Es verlangt lebenslange Anstrengung, unseren eigenen Bedürfnissen so gerecht zu werden, daß wir in unserer Liebe zu unseren Lebensgefährten, Freunden, Kindern und andern nicht unbillige Forderungen stellen. Ärzte und Therapeuten lernen darauf zu achten, daß ihre Bedürfnisse nach Liebe,

Abwechslung, Sexualität und Erregung befriedigt sind, sonst kämen sie dauernd in Versuchung, ihre Patienten für eigene Zwecke zu mißbrauchen. Mütter müssen lernen, ihre Kinder nicht zu erdrücken mit ihrer Liebe.

Liebe ist das Königreich der Gesundheit, des Helden, wie die Tantras sagen. Wenn die Mütter uns führen und den Weg zeigen, aus der Stärke, der Fülle der Interessen und des Glücks zu lieben, dann wird »Ich liebe dich« nicht mehr länger eines der gefürchtetsten Bekenntnisse sein.

Tantriker haben weniger Angst vor Gefühlen als wir; sie kultivieren das Maharaga – das große Gefühl. Kama, der Liebesgott, schießt Pfeile ab, die heißen ›Öffne dich‹ und ›Ergebe dich‹. Öffne dich der Liebe, dem Leben, dem Gefühl, der Freude und dem Kummer. Hör auf damit, ängstlich die Liebe und den Lebensdrang abzutöten. Erweitere deine Liebe, daß sie die ganze Menschheit einschließt, oder verfeinere sie und lebe sie als Kunst aus.

Liebe kann auch in ästhetische Gefühle umgewandelt und so genossen werden. Kunst, ob sie nun geschaffen oder bewundert wird, erhebt die Liebe aus dem Reich der Leidenschaft und des Kummers in das Reich der Heiterkeit und Kontemplation. Diese Universalisierung der Liebe oder ihre Abstraktion in der Kunst befreien uns von Leid. In unserer eigenen Liebe zu glühen lohnt sich immer. Das Leben entsteht neu, voller Verzauberung. Brachliegende Kräfte werden geweckt, wir streben nach Vollendung. Die Macht der Liebe gibt dem Leben Sinn, sogar unter den widrigsten Umständen.

Für uns, die wir wissen, daß Liebe ihren Lohn in sich selbst hat, ist das Bild der empfindsamen Frau, die den selbstsüchtigen Mann unglücklich liebt, überholt. Diese Art Liebe verwandelt uns. Die Geschichte von Don Juan hat Schriftsteller und Komponisten fasziniert, wegen der Wirkung, die er auf Frauen ausübte, welche ihn liebten. Lieben und Leiden ist dann nicht mehr schmerzhaft, denn wir wachsen an beidem, und die Frauen haben recht, wenn sie sich selbst als Liebende am meisten lieben.

Liturgie für ein Gruppensex-Ritual

Tantrische Gruppensex-Rituale, die Sexualität als eine Form religiösen Kultes betrachten, wurden in Indien seit vedischen Zeiten, Jahrhunderte vor Christus, praktiziert. Die einzelnen Rituale unterscheiden sich stark voneinander. Hierher gehören die rein symbolischen sexuellen Vereinigungen nepalesischer Mönche und Nonnen, die asketischen Kulte unter der Führung eines strengen Gurus wie auch die ausschweifenden Orgien einiger tantrischer Sekten. Einige strenge Gruppen der zweiten Kategorie erlaubten ihren Adepten nicht zu ejakulieren und lehrten Methoden, mit denen der Mann seinen Samen zurückhalten konnte. Solche ›Geizhälse‹ mißbilligten natürlich die orgiastischen Kulte (wie in Bengalen), bei denen Samen reichlich verstreut wurde und wird.

Übertriebene Forderungen, den Samen zurückzuhalten, stehen am Anfang des bekannten asketischen Pfades, der von den meisten Religionen befürwortet wird, wie auch des Tantrischen Pfades der Freude. Für beide Gruppen, besonders im antiken China, Indien und Griechenland, verkörperte der Samen die göttliche sexuelle Energie. Die Asketen, die Philipp Rawson die ›sexuell Geizigen‹ nennt, lehrten, den Samen selbstsüchtig zurückzuhalten, um dadurch die eigenen geistigen und spirituellen Kräfte zu steigern. Die buddhistischen Tantriker der Vajrayana-Schule in Nepal und Tibet erkennen zwar das Ausströmen sexueller Energie und das explosive Vergnügen des Orgasmus an, traten jedoch auch für das Zurückhalten des Samens ein. Sie praktizierten Methoden des zumindest zeitweiligen Zurückhaltens durch retrograde Ejakulation in die Blase.

Die hinduistischen Tantriker jedoch gehören zu den ›sexuellen Verschwendern‹, wie die freien Seelen, die später in diesem Kapitel erwähnt werden. Diese ›roten‹ Tantriker* befürworten die uneingeschränkte sexuelle Aktivität, denn dadurch erhöhe sich der Weltvorrat an sexueller Energie. Aus diesem Grund gab es auch Tempelprostituierte, die als Gottesbräute göttlichen Status genossen und diesen auf das Volk übertrugen. Die Chandogya Upanischad betont sehr stark die Vorstellung, das Universum bringe mit jeder sexuellen Vereinigung weitere Universen hervor.

Zu den ›sexuell Geizigen‹ gehörten auch jene Gruppen, die sich selbst über den Durchschnittsmenschen erhoben und die Auffassung vertraten, das Bewahren von Samen steigere die individuellen spirituellen Kräfte, und sich so selbst zu einer höheren Klasse gefeierter Priester erklärten.

Andererseits feierten die Kulte von Ischtar in Babylon, Astarte in Phönizien, Isis und Osiris sowie Ptah und Psaht in Ägypten, Shing Moo in China, Aphrodite und der Sophia der Gnostiker in Griechenland, Jupiter und Juno sowie Vulcan und Venus in Rom alle den verjüngenden Aspekt der Sexualität in der Natur.

Fruchtbarkeitskulte waren in Ägypten, Babylonien, Griechenland, Rom und Indien einmal weit verbreitet. Ihre Jünger feierten ausschweifende Feste und Mysterien, bei denen sie ihren sexuellen Begierden frei nachgehen durften.

Viele indische Tempel waren Surya, dem Gott der Sonne, geweiht. Kennzeichnend für die Architektur dieser Tempel sind die vielen erotischen Gemälde und Skulpturen.

In den Tempeln von Khajuraho, Nordindien, findet man in Stein gehauene Darstellungen ausschweifender Orgien, die mehrere Personen und sogar Tiere mit einschließen. All diese erotischen Darstellungen drücken sehr viel Schönheit und ehrfürchtige Andacht aus.

* Asketische Tantriker werden als ›weiße‹, sexuelle als ›rote‹ Tantriker bezeichnet, und die wenigen Kulte, die schwarze Magie praktizierten, werden ›schwarze‹ Tantriker genannt.

Das Ziel des Gottesdienstes ist in allen dasselbe – die Erfahrung des Göttlichen. All diese Kulte, von den symbolisch sexuellen über die asketischen bis zu den ausschweifenden, findet man in Indien, Europa und den Vereinigten Staaten wieder.

Einige Gruppen streiten sich darum, wann die Wirksamkeit der Einzel- und Gruppensex-Rituale am größten sei – wenn sie zwischen Verheirateten oder zwischen Partnern, die kein legales Bündnis zusammenhält, stattfinden. Die Mehrheit meint, letzteres sei aufregender und führe dadurch zu größerer Verzückung und innerer Erregung. Doch gibt es keinerlei feste Regeln.

Das Holi-Frühlingsfest, das in ganz Indien gefeiert wird, ist eine symbolische Erinnerung an bestimmte uralte Gruppensexualpraktiken. Fast jeder nimmt teil. Man spielt kindliche Possen, singt unzüchtige Lieder und bewirft Vorübergehende mit rotem Puder oder Wasser. Die rote Farbe hat für viele eine sexuelle Bedeutung.

Ich verbrachte zwei Holi-Feste in Kalkutta und ein drittes in Radschasthan und hielt mich dabei gewöhnlich ziemlich verborgen. Dort sah ich andere Blondhaarige, einschließlich meiner Tochter, deren Haar noch Monate nach dem Fest in verschiedenen Farbtönen von Rot bis Rosa schimmerte. Während unseres dritten Jahres in Indien waren mein Gatte und ich eingeladen, das Frühlingsfest mit den Familien eines Maharadscha und eines Rao Radscha zu verbringen.

Bevor wir nach Jaisalmer fuhren, verbrachten wir einige Tage in der roten Stadt Jodhpur. Wir waren eingeladen, uns dem Rao Radscha und seinem Sohn anzuschließen.

Die Gegend dort war sehr flach. Als wir morgens aufbrachen, standen noch der Vollmond und der rote Ball der aufgehenden Sonne am Himmel. Etwas später saßen wir in dem Marmor-Pavillon vor dem Palast. Diener mit Turbanen servierten uns Frühstück und Tee, während wir uns mit dem Rao Radscha unterhielten.

Er erzählte mir mehr über die Krishna-Legende, die mit

dem Holi-Fest in Zusammenhang steht. Es gibt mehrere Versionen dieser Geschichte. In seiner wuchs dieser blaue Gott, eine der vielen Inkarnationen Vishnus, unter einfachen Kuhhirten auf, in Brindaban, an den Ufern des Flusses Januna. Krishna ist ein Liebling der Dichter, die Märchen um seine Heldentaten als Liebhaber wie auch seine Siege über die bösen Dämonen erfanden. Als Krishna heranwächst, wird er göttlich schön und spielt wie ein Himmelswesen auf der Flöte, so daß alle verheirateten Frauen und auch die Mädchen – die Gopis, Hirtinnen – sich in ihn verlieben müssen. Er spielt ihnen so manchen Streich. Eines Tages musiziert er auf seiner Flöte und verzaubert damit nach und nach alle Frauen von Brindaban. Er führt sie in den Wald und verschwindet dann plötzlich. In leidenschaftlicher Verzweiflung suchen sie ihn, zerstechen sich die bloßen Füße im dichten Unterholz, weinen und rufen nach ihm. Diese Sehnsucht rührt ihn, und plötzlich ist er wieder da. Sie bilden einen Kreis um ihn und tanzen zu seiner Flöte in der Runde. Das Verlangen und die Sehnsucht werden immer stärker, und schließlich vervielfältigt sich Krishna und paart sich mit jeder Frau. Dank seiner Kräfte glaubt jede Frau ganz fest, daß Krishna sich nur mit ihr paare. Während Krishna sich mit den Frauen vergnügt, sendete er ein Ebenbild jeder verheirateten Frau in ihr Haus, so daß der Ehemann sie daheim glauben mußte.

Ich hatte Gedichte gelesen, welche die erotischen Einzelheiten ausführlich beschreiben, und so war mir diese Allegorie der Verbindung des Menschen mit einem Gott nicht neu. Der Rao Radscha fügte jedoch noch hinzu, in seiner Jugend sei während des Holi wechselnder Geschlechtsverkehr sowohl privat als auch in der Öffentlichkeit erlaubt gewesen. Er erzählte von Gruppen, die diesen Rundtanz um einen Musiker tanzten und schließlich im Park verschwanden, um ihr Verlangen zu stillen. Das war nicht Promiskuität in unserem heutigen Sinn, denn es symbolisierte die Verbreitung des Samens, der als göttlicher Saft der Freude oder Energie betrachtet wurde. Der Rao Radscha gab auch zu, er habe an diesen Vergnügungen teilgenommen. Später fuhr er uns in die goldene Stadt Jaisalmer zum Holi-Fest.

Jaisalmer ähnelt einer Stadt aus Tausendundeiner Nacht. Früher einmal ein wohlhabender Handelsplatz, bietet Jaisalmer, wie auch das größere Jodhpur, einen Anblick von ungewöhnlicher Geschlossenheit sowohl in der Bauweise als auch im gesamten Stadtbild. Jede Stadt liegt zu Füßen einer großen Festung. Bei beiden hat dieses hohe Steinplateau das Baumaterial geliefert, das für die Festung und die Außendekorationen verwendet wurde. Sogar der Kies und der Sand auf den Straßen stammen von diesem Stein, tiefrot in Jodhpur und goldfarben in Jaisalmer. Ich erinnere mich nicht, Holzbauten gesehen zu haben oder metallene bzw. rostige Bauteile, die diese Homogenität unterbrochen und gestört hätten. Zwei in Stein gehauene, reich verzierte Paläste blicken von einer Erhebung aus goldenem Sandstein auf die Straße hernieder.

Gewöhnlich halb verlassen, war Jaisalmer plötzlich für das Fest zu neuem Leben erwacht. Der Maharadscha lud uns zu der Feier in den Stadtpalast ein. Der Hof dort war von durchbrochenen Steinmauern umgeben, die Brüsseler Spitzen glichen. Erfrischungen, Chivas Regal und ein unglaublich starkes einheimisches Getränk aus Rosenblütenblättern, wurden den benachbarten Radschput-Adeligen und Armeeoffizieren serviert. Die Frauen, in herrliche Gewänder gekleidet, waren auf einem Balkon von der übrigen Gruppe abgesondert. Zwei Männer spielten Musik, in der Mitte des eingelegten Steinfußbodens stand ein hoher Bottich mit gefärbtem Wasser. Bald begannen die Männer einander mit Wasser zu bespritzen, vor allem aber meinen Freund, der einem rivalisierenden Radschput-Klan angehörte. Mit einem großen Schöpfgefäß verteidigte er sich, so gut er konnte. Bald war außer mir jeder mit dem Wasser, das Samenflüssigkeit symbolisierte, benetzt. Ich versuchte, mich von dem Spaß fernzuhalten. Schließlich verabschiedeten wir uns von dem roten, triefenden und keuchenden Maharadscha. Er schien sich plötzlich sehr stark mit meiner noch immer jungfräulich sauberen Erscheinung zu beschäftigen und sagte auf Hindi etwas zu seinem Diener. Dieser brachte gleich eine Schüssel roten Pulvers für den Maharadscha, der noch immer meine Hand schüttelte. Aus dem Aufleuchten seiner Augen und den gemurmelten Worten erriet ich, für wen das Pulver war – und rannte davon.

Ich rannte die Steintreppen hinauf, durch lange, enge Gänge, der Maharadscha folgte mir dicht auf den Fersen und die übrige Gruppe hinter ihm drein. Ich geriet noch tiefer in das Labyrinth des Palastes – in die Nähe der Schlafzimmer, wie ich bemerkte. Schließlich hielt ich im Laufen inne, denn ich wollte nicht unbedingt an den privaten Orgien teilnehmen. Und ehe ich mich versah, bekam ich zwei Handvoll rotes Pulver in mein Gesicht, meine Haare und meinen lachenden Mund gerieben. Noch lange Zeit, als ich wieder nach Jodhpur, dann nach Jaipur und schließlich nach Kalkutta zurückflog, behielten meine Haare diesen rötlichen Schimmer – eine Erinnerung an das Holi in Jaisalmer.

Die Tradition der Gruppensexualität in der indischen Kunst ist alt. Von den bengalischen Terrakotta-Reliefs, die aus dem 2. und 3. Jahrhundert v. Chr. stammen und erotische Szenen mit zwei oder drei Teilnehmern darstellen, bis zu zeitgenössischen Gemälden und Skulpturen – überall wird die Gruppensexualität verherrlicht.

In den Tempeln von Kakshamana in Khajuraho finden sich Darstellungen erotischer Gruppen, die aus sieben oder acht Kaulas bestehen. Eine Miniatur in der Sammlung meines Freundes aus Radschasthan zeigt einen Fürsten, der sich gleichzeitig mit fünf Frauen sexuell vergnügt; eine sitzt auf seinem erigierten Lingam, zwei befriedigen sich selbst mit seinen Zehen, und zwei weitere stehen zu seinen Seiten, mit gespreizten Beinen und seinen Fingern in ihren Yonis. Diese realistische Szene wird übertroffen von Holzschnitzereien aus Südindien, die zeigen, wie sich himmlische männliche Gestalten mit nicht weniger als sieben Frauen gleichzeitig vereinigen, wobei sie ihre Zungen und alle übrigen geeigneten Körperteile als erotische Werkzeuge einsetzen.

Auch Darstellungen von Frauen, die mehr als einen Mann gleichzeitig befriedigen, sind weit verbreitet. In Orissa sah ich eine in Stein gehauene weibliche Figur, die sich nach vorne beugte und das Lingam des Mannes vor ihr mit den Händen liebkoste, während ein zweiter Mann von hinten in sie eindrang. Es gibt auch Bilder und Skulpturen, auf denen sich eine Frau mit drei Männern vergnügt – zwei große Lingams in den Händen haltend und eines in ihrer Yoni.

Fachleute behaupten, ein Grund für diese promiskuösen Rituale sei der Wunsch, den Fluch der Unfruchtbarkeit und die Gefahr einseitiger Besitzergreifung abzuwenden sowie auszudrücken, während eines Maithuna-Rituals seien die Teilnehmer Verkörperungen der Götter und deshalb einander gleich. Während dieser tantrischen Rituale sitzen die Teilnehmer Seite an Seite in einem Kreis, ohne Rücksicht auf Kaste oder persönliche Beziehung. In einem der Tantras spricht Shiva zu seiner Frau: »Alle Männer haben meine Gestalt und alle Frauen deine Gestalt; jeder, der in dem mystischen Kreis (Chakra) einen Unterschied der Kaste erkennen will, besitzt eine törichte Seele.« Diese Versuche, aus dem starren und ungerechten indischen Kastensystem auszubrechen, waren besonders mutig.

Ein in Indien geborener und aufgewachsener Engländer erzählte mir von den Riten einer bestimmten Sekte, die an schwarze Magie grenzen. Eine Jungfrau wird zunächst von den Frauen der Gruppe gebadet und gesalbt. Dann erfolgt ihre sexuelle Einweihung, indem jeder der anwesenden Männer im Beisein der anderen in sie eindringt. Dabei kommen die Männer gewöhnlich nicht zum Höhepunkt. Sie heben dies für später auf, wenn sie sich mit ihren eigenen Partnerinnen vereinigen. Manchmal wird auch ein Stein-Lingam für die Deflorationsriten benutzt, ähnlich dem des römischen Priapus, dessen jungfräuliche Anhängerinnen sich auf seinen erigierten Phallus setzten.

Bei einer anderen Form des Rituals weiht eine erfahrene ältere Frau in ein und derselben Nacht mehrere junge Männer in das Tantra ein. Sie wird Bhairavi oder weiblicher Guru (Lehrmeister) genannt. Die Bhairavi muß nicht schön sein, man nimmt jedoch an, daß sie spirituelle Kräfte besitzt. Diese Erfahrung mit mehreren Männern neiden ihr vielleicht erfahrene Frauen, die wissen, daß sie fast unbegrenzte Orgasmen genießen können, jeder stärker als der vorangegangene. Erfahrungen dieser Art können eine Frau hoch orgasmisch machen. Diese tiefen vaginalen Orgasmen führen zu einer Selbsterfahrung, die den meisten Frauen versagt ist.

Auch Männer hatten bei den tantrischen Praktiken Gelegenheit zu sexuellem Kontakt mit mehreren Frauen. In einem dieser Rituale vereinigen sie sich symbolisch mit 108 Frauen hintereinander.

In Orissa habe ich eine Reihe von Tempeln gesehen, die mit sinnlich aufreizenden weiblichen himmlischen Wesen, den Apsaras, geschmückt waren; sie hatten den Körper verführerisch nach vorne gebeugt, um so ihre Yoni zur Verehrung darzubieten. Tempelbesucher lecken sich im Vorbeigehen den Finger und berühren die Yoni, ›um Glück zu haben‹. Bei vielen dieser Standbilder hat diese durch Jahrhunderte geübte Sitte ein tiefes Loch hinterlassen. In einem Tempel in Ellora wurde so ein besonders tiefes Loch in einem Akt bürokratischer Prüderie mit Zement gefüllt.

Man fragt sich freilich, woher dieses Bedürfnis nach Gruppensexualität stammt, wenn die Vereinigung zwischen zwei Liebenden so vollkommen schön ist. Kann diese Praktik, die so sehr gegen unsere monogame Tradition und religiöse Einstellung verstößt, einen Sinn haben und Gewinn bringen? Bei einigen dürfte das wohl der Fall sein. Gruppensexualität verhindert, daß der Mensch sich allzu egoistisch nach innen kehrt und von der Welt abwendet. Sie kann zu einer Hier-und-jetzt-Erfahrung von unglaublicher Intensität werden, die einen die grundlegende Ähnlichkeit und Gleichheit aller Menschen erfahren läßt. Zu den normalen Freuden der Sexualität kann sich ein Gefühl von Gemeinschaft, gegenseitiger Unterstützung, Anregung und Förderung gesellen.

Auch Gruppen mit ungerader Anzahl von Menschen können sich vergnügen – drei, fünf, sieben oder mehr –, und keiner braucht aus Mangel an einem festen Partner von den sexuellen Freuden ausgeschlossen zu werden. Zuzuschauen und selbst ein Teil der Gruppe zu sein, sagen meine Freunde, läßt sie die Kraft der Liebe sogar stärker wahrnehmen als gewöhnlich. Die Spannung der sich umarmenden Körper gleicht der eines Psychodramas. In der Gruppe ist es leichter, sich von konventionellen Verboten zu befreien und Tabus zu brechen. Auch kann durch eine Gruppe weit mehr Energie und Erregung aufgebaut werden als durch zwei Personen. Bei einem nur symbolisch sexuellen Ritual habe ich selbst gefühlt, wie diese Energie im Raum strömte und sich auf jeden einzelnen niederließ. Ich kann mir vorstellen, daß dieses Phänomen in einer Gruppe zu einer explosiven und ekstatischen Befreiung und schließlich zum Erlebnis des Maharaga, des großen Gefühles, führt.

Gewiß ist dies ein Weg, der Eintönigkeit der Einehe zu entgehen und die Fesseln einer Gesellschaft zu sprengen, in der Sexualität zum Geschäft wird, zahlbar in Geld, Schmuck und Kindern, und wo der einzelne noch oft genug als persönliches, ausschließliches Eigentum behandelt wird. Im Gruppenritual wird das intensive Gefühl seiner selbst um der persönlichen Bestätigung willen geschätzt.

Das Training der Fähigkeit, sich auf diese Weise seinen Gefühlen vorbehaltlos hinzugeben, kommt oft auch dem Zweierverhältnis zugute. »Das Paar, das zusammen die Freuden der Gruppensexualität genießt, bleibt auch zusammen«, sagen viele, die Erfahrung auf diesem Gebiet haben. Auf diese Weise werden Verbote gelockert und Tabus gebrochen, die Schranken der Isolation fallen, das Vertrauen in andere wächst. Warum sollten diese Überschwänge körperlicher und emotionaler Freigebigkeit mit Gefühlen der Eifersucht und der Scham belastet werden? Wir können aber auch eine neue Beziehung zu unserem Körper finden, unabhängiger werden und erkennen, daß sexuelles Vergnügen nicht von einer anderen Person abhängig ist. Es kommt aus uns selbst heraus. Jahrhunderte hinduistischer und tantrischer Erfahrung zeigen, daß eine liebende, fürsorgliche sexuelle Beziehung zu vielen Menschen möglich ist. Warum sollte eine solch tiefe und intensive Gruppenbegegnung den Fluß der Liebe in einer festen Beziehung verringern? Nichts wird weggenommen. Lieben läßt Liebe entstehen. Eine Erfahrung dieser Art kann die Kraft zu lieben anregen und steigern oder wiedererwecken sowie eine abgekühlte Beziehung wiederbeleben und vertiefen. Schließlich bietet Gruppensexualität – was viel zuwenig bekannt ist – eine gute Möglichkeit, die latent vorhandenen homosexuellen Neigungen – die viele von uns haben, aber sich selten eingestehen – auszuleben. Freunde, die an Gruppensexualität teilgenommen haben, erzählten mir, Frauen seien im allgemeinen geneigter, jeden anderen Körper zu genießen, als Männer. Männer scheuen sich viel mehr davor, gleichgeschlechtliche Zuneigung, vor allem körperliche, einzugestehen und auszudrücken.

Im Gegensatz zum antiken Griechenland, wo die Männer völlig frei ihren homosexuellen Vergnügungen nachgehen konnten, haben die meisten Männer unserer heutigen Kulturkreise gelernt, ihre homosexuellen Triebe zu fürchten und zu verabscheuen. Päderastie ist etwas zu Fremdes, zu Unnatürliches und muß für den passiven Partner anfangs schmerzhaft sein. Gruppensexualität kann vielleicht Männern helfen, sich ihrer Ängste vor männlichem Kontakt bewußt zu werden, sie zu verarbeiten, zu überwinden und eventuelle homosexuelle Neigungen zu integrieren. Im engeren Sinn jedoch fördert Tantra die Homosexualität als solche nicht, und ein tantrisches Gruppensex-Ritual wird immer mit einer normalen heterosexuellen Vereinigung enden.

Obwohl ich selbst bisher keine Erfahrungen in Gruppensexualität habe, sind die folgenden Ausführungen absolut glaubhafte und vertrauenswürdige Berichte, die mir persönlich erzählt wurden.

Willowy Cherie, eine amerikanische Tänzerin, erzählte mir von außergewöhnlichen Erfahrungen, die sie, ihr im Showgeschäft stehender Mann David und ihre Freunde Larry, Carol und Anne gemacht hatten. Alle fünf lebten vier Monate lang zusammen und genossen die Freuden gemeinsamer körperlicher Liebe.

Eigentlich begann die Geschichte in New York. Carol, Larry und Anne kamen für ein paar Tage zu Cherie und David auf Besuch. Larry und Carol waren verheiratet und Anne mit den beiden eng befreundet.

Am zweiten Abend, nach dem Essen, unterhielten sich Larry und Anne noch immer im Wohnzimmer, als Carol in das Schlafzimmer ging. Dort räkelten sich Cherie und ihr Mann auf dem Bett. Cherie hatte bereits ihren knappen Slip und ihr gestricktes Oberteil ausgezogen, trug aber noch ihren kurzen braunen Wildlederrock. Ihre langen weißen Oberschenkel hoben sich verführerisch aus den hohen Lederstiefeln hervor. Die beiden unterhielten sich, und Carol setzte sich zu ihnen auf das Bett. Sie legte ihre Hand auf Cheries kleinen Busen und bemerkte, wie schön er war. Cherie war betroffen, wie sehr sie diese zarte und sie liebkosende Hand genoß. Spontan küßte sie Carol auf den Mund. Carol wurde angriffslustiger, schob Cheries kurzen Rock hoch und öffnete sanft ihre langen schlanken Oberschenkel.

Diese erotische Szene erregte David. Er lehnte sich vor, um die bloßgelegte Stelle zu küssen und gleichzeitig Carols Busen zu streicheln. Carol legte sich auf den Rücken und faßte mit der Hand nach dem erigierten Penis, der aus Davids Pyjama schaute; mit der anderen Hand versuchte sie, ihr Unterhöschen auszuziehen. Cherie half ihr dabei, und zum ersten Mal küßte sie scheu die Yoni einer Frau. Anfangs getraute sie sich kaum, sie anzusehen und zog sich dann zurück, erstaunt über die wilde Lust, die sie plötzlich für eine Frau empfand. David wandte sich Carol zu und begann sie leidenschaftlich zu lieben. Carol ergriff Cheries kleines rundes Gesäß und zog ihre Yoni zu ihrer angriffslustigen Zunge heran; mehrere Minuten hielt sie so Cheries Gesäß, bis Cherie zitterte und einen Orgasmus hatte, wenige Minuten bevor Carol selbst in lustvoller Ekstase stöhnte. David lehnte sich zurück und sah zu, wie Cherie, etwas erfahrener schon und neugierig, Carols Körper liebkoste und stimulierte. Cherie schob ihren Kopf zwischen Carols Beine und erregte sie mit denselben Zungenspielen, mit denen Carol sie einige Minuten vorher erfreut hatte. Sie genoß die Berührung der weichen, glatten Oberschenkel, die sie umschlossen. Carols Erregung gab ihr ein neues Gefühl von Macht, und sie vergrub sich tiefer in ihre Yoni und brachte sie vor Davids Augen zu einem weiteren Orgasmus.

Angesteckt von ihrer Erregung, hatte David in kurzer Zeit eine weitere leichte Erektion. Carol sah, wie sein Penis hochschnellte und dann schlaff wieder auf Davids Oberschenkel niederfiel. Sie liebkoste sein Gesicht, legte ihren Kopf auf seinen Oberschenkel und begann seinen Penis mit kleinen Zungenstößen zu necken. Wieder schnellte er hoch, und sie nahm ihn, noch immer sehr sanft, in den Mund. Bald spürte sie, wie er härter wurde und ihren Mund zu füllen begann, während sich ihre eigene Lust steigerte. Da auch David wieder heftig erregt war, zog er Cherie auf seinen Körper, um mit seinem starken Lingam in sie einzudringen, was, wie er wußte, ihre Lieblingsstellung war. Zuerst saß sie sehr ruhig auf ihm, ließ ihre Yoni sich seinem Penis anpassen und begann sich dann vorwärts und rückwärts zu bewegen, zuerst langsamer, dann schneller und immer leidenschaftlicher. Er war so tief in ihr, daß sie seinen Penis fast an ihrem Nabel spürte. Wie eine tibetanische Göttin warf sie ihren Kopf zurück und stieß einen lauten ekstatischen Schrei aus, bevor sie erschöpft in seine ausgestreckten Arme fiel. David hielt sie fest in seinen Armen und legte sie sanft neben sich. Noch immer erigiert, zog er Carol an sich und legte sie mit dem Gesicht nach unten auf das Bett. Dann drang er von hinten in sie ein und bewegte sich, bis sie beide zum lustvollen Höhepunkt kamen. In einem zärtlich verschlungenen Knäuel schliefen sie schließlich alle drei ein.

Im Wohnzimmer hatten Larry und Anne mitbekommen, was vor sich ging, und liebten sich ziemlich konventionell.

Am nächsten Abend begannen sie alle über das ›Happening‹ Witze zu machen, und Larry fragte Cherie halb im Scherz: »Hast du Lust?« – »Ja«, antwortete Cherie und ging auf ihn zu. Er zog sie vor den Augen der anderen auf den Boden. Bald streckte Cherie ihre Hand nach Carol aus, dann gesellten sich David und Anne dazu, und die fünfgliedrige Kette begann. Sie streichelten sich, liebten sich und erlebten eine Sexualität, die so frei, so schön und voller Freude war, daß sie neue Höhen der Lust und Erfüllung erreichten.

Da sie gute Freunde waren und jeder den Körper des anderen genoß, mieteten sie zusammen ein Haus, als sie für eine Show nach Kalifornien gingen. Es begannen vier sorgenfreie, herrliche Monate des Zusammenlebens, sie liebten sich in allen denkbaren Variationen. Manchmal waren nur zwei Frauen zu Hause, manchmal ein Mann und eine Frau, manchmal drei, manchmal vier Personen, doch am häufigsten erforschten sie zu fünft die Freuden gemeinsamer körperlicher Liebe. Cherie hatte oft das Gefühl, in einen nicht genau bestimmbaren Ozean sinnlicher Freude und Ekstase zu versinken und nicht länger zu wissen, wie und wer sie stimulierte. Manchmal verließ einer die Gemeinschaft, um sich auszuruhen und den anderen zuzusehen. Mehrere Male nahmen sie ihre leidenschaftlichsten Augenblicke mit der Kamera auf. Cherie berichtete, ihre Reaktion, als sie sich zum ersten Mal auf dem Foto inmitten der erotischen Gruppe sah, sei gewesen: »Das kann doch gar nicht ich sein.«

Für David und Larry muß die Situation besonders stimulierend gewesen sein, denn wann immer sie zu fünft zusammen waren, schliefen die beiden Männer mit allen drei Frauen; allerdings tauschten die Männer kaum untereinander Zärtlichkeiten aus.

Eine andere Frau zu lieben, mit anderen Frauen Zärtlichkeiten auszutauschen, kann eine wunderschöne, explosionsähnliche Erfahrung sein, sagte Cherie. »Zuerst dachte ich immer wieder und wieder darüber nach – mein Gott, ich küsse eine Frau, und es macht mir Spaß. Ich streichle den Busen einer anderen Frau, und eine Frau bringt mich zum Orgasmus. Und dann dachte ich: So fühlen sich meine Brüste an, wenn sie gestreichelt werden, so reagiert mein Körper, wenn er stimuliert wird, so ist es, wenn ich einen Orgasmus erlebe, und so rieche ich. Genauso fühle ich mich an. Sie ist mir so ähnlich.«

Cherie fühlte sich stark angezogen von der Zartheit und Weichheit der anderen Frauen und ihren Wünschen nach Zärtlichkeit. Trotzdem bevorzugte sie Männer, und zwar eindeutig – sie besaßen Kraft und den unersetzlichen Penis. Die fünf trennten sich, als ihre Karriere sie später zu verschiedenen Gegenden führte. Beide Paare blieben glücklich verheiratet, und Anne zog allein weiter.

Cherie und andere Freunde, mit denen ich mich über sexuelle Erfahrungen in der Gruppe unterhielt, betonten alle das einmalige Gefühl des Sich-selbst-Verlierens und der Einheit mit anderen, wenn die Schranken zwischen den einzelnen unsichtbar geworden waren. Noch keiner hatte je etwas von Tantra gehört, aber alle beschrieben dieselbe Erfahrung des Einsseins, die die tantrischen Mystiker und die alten Kaulas bei ihren rituellen Orgien sammelten; dieselbe Ichlosigkeit, die das Ziel allen Yogas ist. Im Verlauf vorurteilsloser Erforschung neuer Wege waren sie zufällig auf einen antiken Pfad gestoßen, der ernsthaft gebahnt worden war, damit der einzelne aus seiner Isolation herausgeholt und ihm die Freude an der Gemeinschaft und das Gefühl des Verströmens gelehrt werde.

Cherie sagte: »Das Gefühl läßt sich schwer mit Worten beschreiben, aber manchmal vergaß ich mich selbst. Ich habe einige Bücher gelesen, in denen die Heldin sich der Leidenschaft hingab, sich verströmte ... Ich habe mich in der Gruppe verströmt.«

Die ›Verlockungen des Fleisches‹ können tatsächlich eine transzendierende Funktion haben. Die vollkommene körperliche Einheit mit anderen kann, bei richtiger Einstellung, zur Erfahrung der Einheit und des kosmischen Bewußtseins führen, zumindest vorübergehend. Ein anderes tantrisches Element der Gruppenerfahrung ist der Genuß sexueller Freuden, ohne sich zu binden oder den anderen voll in Beschlag zu nehmen; es ereignen sich Augenblicke ohne die kleinste Spur von Eifersucht, Neid oder Besitzanspruch, aber auch ohne grundsätzliche Angst vor persönlicher Bindung.

Tantriker sind aufgeschlossene, neugierige, durch und durch gesunde Menschen, die es manchmal genießen, ohne Gewissensbisse ihren schönen Körper frei zu geben und andere in dem selben freien Geist zu nehmen.

Die in Teilen Indiens früher übliche Gepflogenheit, Frauen in Harems zusammenzupferchen, die wenig Arbeit hatten und kaum heterosexuelle Befriedigung erfuhren, förderte die weibliche Homosexualität. Das große Hindu-Epos, der Ramayana, läßt dies verständlich erscheinen, obwohl diese Beschreibung wenig Ähnlichkeit mit den traurigen, düsteren Zuständen hat, die ich seinerzeit in einem wirklichen Harem beobachtet habe. Das ist Ravanas Harem, wie ihn Hanuman, der Affenkönig, im ›Ramayana‹ erlebt. Ravana ist der König der Dämonen, der Ramas Weib Sita stiehlt:

»Hanuman sah zahllose Frauen auf dem Teppich liegen. Sie waren in alle Arten von Gewändern gekleidet, hatten Blumen im Haar und waren unter der Wirkung des Trankes in Schlaf gefallen, nachdem sie die halbe Nacht beim Spiel verbracht hatten. Ihr Atem war zart parfümiert, getränkt mit dem Aroma der zuckergesüßten Weine, die sie zu sich genommen hatten, sie, die dem schlafenden Ravana tiefe Lust schenkten. Einige der schlummernden Mädchen berührten viele Male die Lippen der anderen, als wären es die ihres Herrn. Ihre Leidenschaft für ihn raubte diesen lieblich schlummernden Frauen die Beherrschung, so daß sie ihre Gefährtinnen liebten. Einige schliefen in ihren reichen Gewändern, auf den ringeüberladenen Armen; einige lagen quer über ihre Gefährtinnen, auf ihrem Leib, ihren Brüsten, ihren Schenkeln und ihrem Rücken; innig ineinander verschlungen, mit verschränkten Armen, lagen die Frauen mit der schlanken Taille in süß trunkenem Schlaf. Die verschlungenen Gruppen waren wie Blumengirlanden, die von liebeskranken Bienen besucht werden, wie ineinander verwobene Schlingpflanzen, deren Blumenbüschel sich der Liebkosung der Frühlingsbrise öffnen, oder wie die miteinander verflochtenen Zweige großer, von Bienenschwärmen erfüllter Waldbäume. So waren Ravanas Gefährtinnen, und wie sie ineinander verschlungen schliefen, war nicht zu sehen, wem die Spangen, die Schärpen, die Kränze gehörten, die sie umwanden. Als Ravana schlief, schimmerte die leuchtende Schönheit seiner Frauen wie goldenes Lampenlicht über ihn hin. Manche waren Töchter von königlichen Weisen, von Riesen und himmlischen Wesen; der kriegsmutige Riesenkönig hatte sie sich als Gefährtinnen zu sich genommen, als er ihre Verwandten besiegte. Manche waren aus eigenem Willen voller Liebe gekommen, und keine war genommen worden, die sich nicht seiner Tapferkeit und Stärke gebeugt hätte, und keine hatte einem anderen Mann gehört mit Ausnahme von Janaka (Sita), deren Herz Rama gehörte. Keiner fehlte es an Adel, Schönheit, Klugheit und Anmut, und jede war Gegenstand von Ravanas Begierde.«

Diese bezaubernde Phantasie endet mit der recht fragwürdigen Bemerkung, die Frauen wären mit ihrem Los sehr zufrieden und glücklich. Neben kleinen, intimen Gruppen, die spontan und emotional sexuellen Verkehr pflegen, gibt es auch größere, von mehr unpersönlicher Art.

Folgende Beschreibung, die mir ein Schriftsteller gab, mag Nichteingeweihten einiges verständlicher machen und solchen, die gerne eine Orgie unter Freunden veranstalten möchten, auch praktische Tips geben.

Frank besuchte Kalifornien, um dort einen Artikel zu schreiben. Eines Abends erhielt er einen Anruf von einem befreundeten Rechtsanwalt, der nebenbei erwähnte, ein Bekannter von ihm wolle am nächsten Tag eine Orgie veranstalten und dazu noch Gäste einladen. Wenn Frank daran teilnehmen wolle, müsse er mindestens ein Mädchen mitbringen. Frank lud eine befreundete Reporterin ein, die ebenfalls am Zusehen, aber nicht an aktiver Teilnahme interessiert war (zu einem späteren Zeitpunkt nahmen sie dann beide daran teil). Allerdings fürchtete sie ein wenig, sie könnte die Gefühle eines Gastes verletzen, wenn sie ablehnte. Doch der Gastgeber beruhigte sie und versicherte ihr, es seien genug Teilnehmer da und die Gruppe sensibel genug, um das fehlende Interesse eines Gastes zu bemerken.

Die Party fand in der großen Villa des Rechtsanwaltes statt: Es waren ungefähr vierzig Gäste anwesend, alle zwischen dreißig und vierzig. Wie bei jeder großen, eleganten Party begann der Abend mit einem guten Essen. Dabei wählten sich die Gäste ihre Partner aus, so wie sie es in jeder Bar tun würden – durch Konversation und Augenkontakt. Nichts weiter Aufregendes geschah. Dann nach ungefähr einer Stunde nahm eine zierliche Blonde plötzlich einen männlichen Freund bei der Hand und führte ihn in eines der großen Schlafzimmer. Als sie zur Tür ging, drehte sie sich noch einmal um und winkte den anderen zu. Etwa zehn Minuten später folgte ein weiteres Paar und dann noch eines und noch eines – alle in dasselbe Schlafzimmer mit dem königlich großen Bett in der Mitte. Als Frank später selbst das Zimmer betrat, sah er, wie sich das erste Paar in die Kissen zurücklehnte, offensichtlich von den gerade genossenen sexuellen Freuden ausruhte und die kleine Gruppe, die sich auf der unteren Betthälfte vergnügte, beobachtete. Ein Mädchen lag mit gespreizten Beinen auf dem Bett und genoß die oralen Freuden, die ein vor ihr kniender Mann ihr bereitete, während ein zweiter ihre Brust mit dem Mund liebkoste und eine Frau ihren Kopf neben den seinen legte und ihre andere Brust liebkoste. Ein weiteres Paar stand eng umschlungen am Fußende des Bettes und meinte: »Ich glaube, jetzt kommt sie gleich.«

Der Rechtsanwalt, der Frank eingeladen hatte, praktizierte, wie es auch die Tantriker tun, das Zurückhalten des Orgasmus. Er sagte, er wolle mit jeder Frau zusammen sein, und erlaubte sich etwa um Mitternacht einen Orgasmus und dann kurz vor vier, bevor er nach Hause ging, einen zweiten. Eine andere sexuelle Athletin, eine Schauspielerin, vereinigte sich fast mit allen anwesenden Männern und genoß auch dementsprechend viele Orgasmen.

Ungefähr um elf Uhr begannen einige der Gäste, in verschiedenen Stadien des An- und Entkleidens, wieder in das Wohnzimmer zurückzuströmen und sich vor dem brennenden Kamin niederzulassen, wo ein Mann Gitarre spielte.

Gruppensex bietet den Voyeuren und Exhibitionisten, Sexprotzen, Impotenten, gelangweilten und frigiden Frauen sowie jenen, die gefühlsmäßige Beteiligung ablehnen, großen Anreiz. Doch ist es bestimmt nicht jedermanns Sache. Einige Männer sagten mir, sie seien sich nicht sicher, ob sie in solch einer öffentlichen Situation den Liebesakt vollziehen könnten, dasselbe gilt zweifelsohne auch für Frauen.

Viele sind der Meinung, Gruppensexualität sei sündhaft, abscheulich oder einfach sinnlos – das Fehlen der Privatsphäre und der gefühlsmäßigen Beteiligung sei entwürdigend. Ich versuche nicht, Ihnen irgendwelche Ansichten aufzudrängen, sondern will nur zum Verständnis von Praktiken beitragen, die in unserer Gesellschaft nicht nur existieren, sondern sich auch auszubreiten scheinen.

Wenn Sie sich fragen, ob Sie Gruppensexualität genießen könnten und den Kaula-Pfad des Transzendierens probieren wollen, versuchen Sie es sich zuerst vorzustellen. Stellen Sie sich eine Gruppe vor, die aus Ihren Freunden oder Ihnen sympathischen Fremden besteht. Dann versetzen Sie sich in die Stimmung einer Hingabe und eines Zerfließens, das Scham und veraltete Vorstellungen von sozialer Sittlichkeit hinwegfegt. In meiner eigenen Phantasie kann ich mir besser Gruppensex mit Menschen vorstellen, die ich gut kenne oder zumindest einmal kennengelernt habe und bei denen ich mich wohl fühle, bevor sexuelle Wünsche an mich gerichtet werden. Ich genieße geistiges Vergnügen und Schönheit jeder Art, einschließlich anderer nackter weiblicher und männlicher Körper.

Freunde, die unstrukturierte Gruppensexualität einführen möchten, könnten die solchen Praktiken nicht Abgeneigten unter einem anderen Vorwand einladen – zum Abendessen, zu Tanz oder Musik – und dabei erwähnen, daß einige der Gäste sich vielleicht in Gruppensexualität engagieren könnten. Sie sollten dabei aber jedem, der sich gekränkt fühlen könnte, nahelegen, die Einladung nicht anzunehmen – um so die Neugier frühzeitig anzustacheln.

Der Gastgeber muß natürlich klarmachen, daß keiner unter irgendeinem Zwang stehen wird. Die Initiatoren sollten sich für mindestens eine Stunde zurückhalten, um die Neulinge nicht zu verscheuchen, die noch gegen ihre eigene Furcht ankämpfen.

Die ganze Gruppe könnte Musik hören und tanzen, oder ein oder zwei erfahrene Teilnehmer könnten tanzen, während die anderen zusehen. Wenn ein Interesse an der tantrischen Zeremonie besteht, kann die Gruppe ein Mitglied, das mit dem Einzelpaar-Ritual vertraut ist, jemanden, der sexuell aufgeschlossen ist, bitten, das Ritual zuerst mit seinem Partner durchzuführen, während die anderen zusehen. Ihre ruhige Erregung sollte die anderen erfreuen, anregen und ihnen helfen, sich auf ihre eigene Libido zu konzentrieren.

Die Feiernden könnten meditieren oder die Anrufung Shivas und Parvatis aus der Ananga Ranga lesen, um eine ehrfurchtsvolle Simmung aufkommen zu lassen.

Wie das Einzelpaar-Ritual sollte das Gruppenritual mit der Shiva-Hochzeit der Teilnehmenden beginnen. Männer und Frauen müssen ihre Partner als Verkörperungen des männlichen und weiblichen schöpferischen Prinzips betrachten.

Nach den vorbereitenden Handlungen, wie dem Verbrennen von duftenden Essenzen, Singen und Tanzen, beginnt das tatsächliche Ritual für die meisten indischen Sekten mit dem Ertönen der mystischen Silbe OM, von der gesagt wird, sie vereinige in sich alle Töne und repräsentiere kosmische Energie. Das Wiederholen dieser Silbe hilft, den Geist von äußerlichen Zerstreuungen zu reinigen. In Indien spülen die Teilnehmer Mund und Füße mit Wasser und baden ein Stein-Lingam. Sie gehen um das phallische Symbol herum und werfen sich vor ihm auf den Boden oder knien vor ihm. Ein geeignetes Stein-Lingam in unseren Breitengraden zu finden ist etwas schwierig; ich schlage deshalb vor, die Frauen mögen einen echten Phallus und die Männer eine entsprechende Yoni mit der gleichen Ehrfurcht verehren. Die Partner können dabei miteinander abwechseln und ihre Verehrung kniend darbringen. Das Verehren eines echten Lingam anstelle eines kalten Steinersatzes erscheint mir lebendiger, und schließlich sind alle Lingams Verkörperungen des Großen Lingam. Während dieser Verehrung des Lingam kann man Worte aus dem Shiva-Kult denken oder sprechen: »Shiva, ich verehre dein Bild, dessen Form strahlend ist wie ein Berg von Silber, lieblich wie die Sichel des Mondes und leuchtend wie ein Juwel.«

Denken Sie daran: Für die hinduistischen Tempelbauer war nichts Natürliches obszön. Sie akzeptierten das Leben, wie sie es sahen.

Die Einzelheiten des Rituals sind grundlegend dieselben, wie in Kapitel 2 bereits ausgeführt. Ein wenig Wein – ›die große Medizin der Menschenliebe, die das Herz freudig macht und tiefe Sorgen vergessen hilft‹ – wird getrunken. Dann ißt man Fisch, Fleisch und Korn, um sich mit allen Lebewesen in symbolischer Einheit zu verbinden. Schließlich wird das tatsächliche Maithuna genossen, ›welches der Grund für unermeßliche Freude, Ursprung aller atmenden Lebewesen und die Wurzel der Welt ist‹.

Um Wiederholungen zu vermeiden, will ich nur noch betonen: Die Beleuchtung sollte so abgestimmt sein, daß die Feiernden einander in ihrer Schönheit sehen können, und das

Ritual soll in einer freien und lockeren Stimmung stattfinden. Wenn aus irgendeinem Grund – vielleicht aus Angst vor dem Neuen und Ungewohnten – das Ritual fehlschlägt, sollten Sie sich nicht beunruhigen, sondern auf ein neues hoffen. Das Königreich der Ekstase, in dem der einzelne sich gehenläßt, sich hingibt und über sich und seine normale Rolle hinausgelangt, ist es wert.

Wenn es Sie hinwegträgt und Sie die Form des Rituals vergessen, ist nichts verloren. Ganz im Gegenteil, die Form dient nur als hilfreicher Führer. Wie Vatsyayama vor so langer Zeit sagte, ist der spontane Verkehr der beste. »Wenn man mehr als mittelmäßige Leidenschaft fühlt, ist keine Form notwendig, da die Räder der Liebe herrschen.«

Dem tantrischen Ritual fehlen einige Nachteile der westlichen Gruppensexualpraktiken, die Charles Bartel in seinem Buch ›Gruppensex‹ beschreibt. Wie Bartel glaubt, ›stellt die völlige emotionale Gleichgültigkeit bei Partnern, die sich vielleicht nie mehr wiedersehen werden, die Antithese des sexuellen Vergnügens dar und trägt sogar zu einem Gefühl der Entpersönlichkeit bei‹.

Während ich sehr viel über tantrische Rituale gehört und gelesen und die amerikanischen Praktiken untersucht habe, konnte ich selbst keine persönlichen Erfahrungen in Gruppensexualität sammeln. Doch wird das, was ich hier berichtet habe, dem Leser Anregung und Anleitung geben, und mit etwas eigener Phantasie wird er in dieser ›Liturgie‹ eigene Variationen erfinden.

Liebeskraft für ein ganzes Leben

In seinem Bemühen um das körperliche Wohlbefinden nimmt Tantra unter allen mystischen Schulen einen besonderen Platz ein. Der Körper wird als das Gefäß des Bewußtseins angesehen, nicht als dessen Feind. Tantriker glauben, ihre Yogaschule, das Kundalini-Yoga, erhalte durch sinnbildhafte Konzentration auf das Sexualzentrum, das Muladhara, die Gesundheit und verzögere das Altern.

Wie man heute durch die Hormonforschung weiß, kann sexuelle Stimulation den Körper jung erhalten. Doch die Wirkung der sexuellen Aktivität reicht weit darüber hinaus. Freude ist Voraussetzung für alles, auch für die Gesundheit. Schmerz bedeutet Zusammenziehen, Isolation, Sich-Abschließen, Einengung, Freude aber Ich-Erweiterung. Die größte Quelle der Freude ist der volle sexuelle Orgasmus. Beachten Sie, wie sehr der orgasmische Zyklus den anderen Lebensrhythmen, auch bis in die kleinste Zelle hinein gleicht: Spannung – Aufladung – Entladung – Entspannung.

Tantra lehrt auch, daß sich die Sexualität des Menschen als solche von der Sexualität der Tiere nicht unterscheidet. Wenn man sie ganz ausschöpfen und ihren Sinn erfüllen will, bedarf es natürlich auch der Liebe. Verstand und Gefühle müssen während der sexuellen Rituale voll beteiligt sein. Die Sexualpartner müssen einander als Gott und Göttin betrachten und so das Ritual mit Achtung und Ehrfurcht begehen. Liebe verjüngt Körper, Geist und Seele, sie schenkt Spontanität, Frische und das Wunder der Jugend.

Tantra gibt Richtlinien für die Erhaltung der Gesundheit: eine leichte, natürliche Ernährung, lockere Kleidung, körperliche Übungen, tiefes Atmen, Entspannung, nicht zu viel Sonne und regelmäßiger körperlicher Verkehr.

Die Tantriker lehren auch die Kraft des positiven Denkens, das sie Shiwa oder Lehre von der magischen Kraft nennen. Shiwa, eine alte Form der Beherrschung des Geistes, wendet Unglück ab, schützt vor Krankheit und dient der Verlängerung des Lebens. Heute wissen wir, daß Erfüllung und Glück eine große therapeutische Funktion haben. Es gibt Hinweise darauf, daß lebhafte, heitere Menschen u.a. viel seltener an Krebs erkranken. Wir wissen heute auch, daß viele Körperfunktionen, die man lange Zeit für autonom hielt, von uns beeinflußt werden können. Die Kraft der Selbstbeeinflussung hilft dem tantrischen Yogi, vital zu bleiben, da er glaubt, durch seine Übungen, einschließlich des sexuellen Rituals, nehme er in gesteigertem Maß kosmische Energie in sich auf.

Aber der Pfad der Freude besteht nicht nur aus sexuellen Vergnügungen. Von denen, die dem Pfad folgen wollen, fordert Tantra: Klugheit und Einsicht, Selbstdisziplin, Ausgeglichenheit, Ausdauer, Beherrschung des Geistes, Aufmerksamkeit für Einzelheiten und Sinn für das Kleine. Das alles sind Eigenschaften, die mit zunehmendem Alter wichtiger werden.

Die Forderungen, die wir selbst und die Gesellschaft an uns stellen, können zu Prophezeiungen werden, die sich allein durch die Erwartung schließlich erfüllen. Unser Selbstbild und unsere geistige Gesundheit hängen zu einem großen Teil von der Anerkennung und Unterstützung anderer ab, und so lassen wir uns oft von dem beeinflussen, ›was die Leute wohl denken oder sagen könnten‹. In unserer Vergötzung der Jugend übersehen wir oft ganz das Bedürfnis älterer Männer und Frauen nach sexuellem Kontakt. Für die meisten von uns ist es eine schöne Vorstellung, ein hohes Alter zu erreichen und darauf hin planen zu können; wieviel glücklicher müßten wir da erst sein, wenn wir uns auf eine Fortsetzung der sexuellen Erfüllung freuen – ja, sogar damit rechnen – könnten.

Nicht einmal die Kulturen des Ostens wußten etwas über die Sexualität in späten Jahren, vielmehr teilen sie mit dem Westen die stereotype Klischeevorstellung vom sexlosen Al-

ter. Es gibt eine Reihe unsinniger Legenden und falscher Vorstellungen, welche die Zeiten überdauert haben. Die erste und älteste ist, der Verlust von Samen verringere die Lebenskraft des Körpers. Die alten Chinesen glaubten, der Vorrat an Yang, dem Samen, sei begrenzt, und wenn die Ejakulationen zurückgehalten würden, steige der lebenswichtige Same in das Gehirn auf. Der berühmte griechische Arzt Galen (129-199) schrieb: ›Durch das Ausstoßen von Samen verlieren wir an Lebenskraft; es ist nicht verwunderlich, daß zu häufiger Verkehr schwächt, denn er beraubt den Körper seiner lautersten Teile.‹*
Diese Auffassungen sind völlig überholt. In ihrem Buch ›Sexual Life after Sixty‹ weist Dr. Isadore Rubin auf deren Unhaltbarkeit hin: »Heute ist allgemein bewiesen, daß die Emission von Samen genausowenig Verlust für den Körper bedeutet wie der Auswurf von Speichel. Sowohl Samen wie Speichel werden vom Körper schnell ersetzt.« Trotzdem tauchen diese alten Märchen gelegentlich immer noch auf, in Büchern oder auch in den Trainingsanweisungen für Sportler, von denen vor den Wettkämpfen Enthaltsamkeit verlangt wird.

Andere geben sich dem Irrtum hin, man könne sein Sexualleben verlängern, wenn man in jungen Jahren sexuell inaktiv und in späteren Jahren wenig aktiv sei – so, als ob einer Person nur eine bestimmte Anzahl von Orgasmen zur Verfügung stünden. Kinsey und andere Sexualwissenschaftler fanden jedoch heraus, daß gerade die Menschen, die in ihrer Jugend am aktivsten waren, auch in späteren Jahren die aktivsten blieben. Regelmäßige Aktivität ist der beste Weg, sich das längstmögliche Funktionieren *aller* Körperteile zu erhalten.

* Orthodoxe buddhistische Tantriker üben das retrograde Ejakulieren in die Blase, da sie glauben, dadurch den Samen bewahren zu können (nicht alle Tantriker wußten vor zweitausend Jahren alles über Sexualität). Doch der Linkshändige Hindu-Pfad lehrt die gesunde Erfüllung im vollen Orgasmus.

Der Philosoph Arthur Schopenhauer hat wohl zweifellos die Ansicht vieler älterer Männer zusammengefaßt, als er erklärte, er sei dem Alter dankbar, weil es ihn von einem großen ›Tyrannen‹, der Sexualität, befreie. Oft wird das Alter als Ausrede mißbraucht, um eine Funktion zu beenden, die bewußt oder unbewußt durch Angst vergiftet wurde.

Sogar Sigmund Freud, der die Bedeutung der Sexualität wie keiner zuvor erkannt hatte, praktizierte in seinen späteren Jahren nicht das, was er predigte. Er schrieb, als Fünfzigjähriger habe er bei *einer* Gelegenheit überraschend festgestellt, daß er sich körperlich von einer jungen Frau angezogen fühlte.

Im Gegensatz dazu schreibt Victor Hugo im Alter von dreiundachtzig Jahren drei Monate vor seinem Tod in sein Tagebuch, er habe im vergangenen Jahr achtmal sexuelle Beziehungen unterhalten.

Einer meiner tantrischen Freunde, ein französischer Mathematiker, erzählte mir, seit er in den letzten zwei Jahren tantrische Ideen in sein Leben aufgenommen und angefangen habe, das sexuelle Ritual zu praktizieren, habe sich seine Arbeitsleistung erheblich verbessert. »Seit ich zu meditieren und meine sexuellen Kräfte zu fördern und zu entwickeln begonnen habe, scheinen sich auch meine geistigen Kräfte gesteigert zu haben. Bei der sexuellen Vereinigung fühle ich mich der ganzen Welt verbunden, und dieses Gefühl bleibt mir dann lange Zeit, wenn ich mit Abstraktionen arbeite.«

Fachleute empfehlen übereinstimmend sexuelle Betätigung auch in späteren Jahren. Untersuchungen haben gezeigt, daß sogar Männer über Neunzig noch zeugungsfähiges Sperma produzieren. Und es gibt genug Männer, die noch im Alter von siebzig, achtzig oder neunzig Jahren Vater wurden.

Früher lehrte man die Menschen nur, das Alter zu akzeptieren und in Würde zu altern. ›Kampf dem Alter!‹ ist der neue Leitspruch. Die Anthropologin Margaret Clark analysierte 600 Interviews mit älteren Leuten und stellte fest, daß die aktive Auseinandersetzung mit dem Leben viel eher zu psychischem, geistigem und körperlichem Wohlbefinden im Alter beiträgt als passives Zurückziehen und Isolation.

Ein Paar, so um die Mitte Sechzig, kam zur Behandlung in die Klinik von Masters und Johnson in St. Louis. Seit fünf Jahren litt ihr bis dahin glückliches Zusammenleben unter der Impotenz des Mannes. Vorher hatten sie ihre Sexualität sehr genossen. Dann bemerkte der Mann, daß es länger dauerte, bis er eine Erektion hatte. Als das ein paarmal passiert war, verwandelte sich seine Sorge in Panik, und er wurde impotent. Verschiedene Ärzte, die sie aufsuchten, erklärten ihnen, dieser Zustand des Mannes sei eine natürliche Alterserscheinung, und empfahlen ihnen, sie zu akzeptieren. Schließlich überwies sie ein Arzt an die Klinik. Bereits nach zwei Therapiewochen konnten sie wieder ihr gewohntes aktives Sexualleben aufnehmen.

Viele sexuelle Probleme älterer Menschen konnten an dieser Klinik geheilt werden. Schon zwei Wochen Behandlung, bei der Verhaltenstherapie mit körperlichen Anleitungen kombiniert wird, kann großen Erfolg bringen, ja sogar ein Leben verändern. Frauen über fünfzig, die in ihrem Leben noch nie einen Orgasmus erlebt hatten, kamen schließlich zum Höhepunkt. Allerdings wird es um so schwieriger, das Problem zu bewältigen, je länger es besteht. Dann sinken bei Menschen höherer Altersklassen die Erfolgsraten von durchschnittlich 80 auf ungefähr 66 %.

Die Erfahrungen meiner tantrischen Freunde, die das sexuelle Ritual unbeschränkt praktizieren, werden von Dr. Masters' Studien über die sexuellen Reaktionen im Alter bestätigt. Seiner Meinung nach werden die Ergebnisse dieser Studien weitaus stärkere Veränderung hervorrufen als die sexuelle Revolution der heutigen Jugend. Wenn sie einmal allgemein anerkannt sind, dürften sie mehr Menschen Befreiung bringen als die Beseitigung jeder anderen sexuellen Ungerechtigkeit.

Die Prinzipien des tantrischen Pfades können vielen helfen,

sich zu ihrem Körper und den Freuden, die er ihnen bietet, voll zu bekennen.

Sexuelle Freude kann vor allem in Zeiten, in denen Befriedigungen anderer Art fehlen, durch das Gefühl des Liebens und Geliebtwerdens zur Ichstärkung beitragen. Sexualität kann geistiges, psychisches und körperliches Wohlbefinden während einer Identitätskrise schenken, z. B. wenn die Kinder aus dem Haus gehen oder wenn man sich vom Beruf zurückzieht und zur Ruhe setzt. Gerade in unserer Zeit der allgemeinen Isolation, Verunsicherung und Überzivilisierung ist der Austausch von Wärme, Freude und Zuneigung wichtig. Sexualität verbindet uns mit unseren Instinkten, erleichtert unsere Spannungen, ist ein kühlender Balsam und ein mächtiger Energiespender. Die Theorien des Tantra bieten eine gute Erklärung für die jugendliche Erscheinung und Vitalität fast aller seiner Anhänger.

Die sexuelle Reaktion ist in jeder Altersstufe sehr unterschiedlich. Die Erregung bezieht die ganze Person mit ein, nicht nur den Körper. Schon während der sexuellen Reifezeit stehen die Funktionen der Sexualorgane unter dem Einfluß psychischer, gesellschaftlicher und sozialer Faktoren, welche die spontane sexuelle Entwicklung hemmen können. Körperliche Verfassung, Lebensweise, Kindheitserinnerungen, alte Wunden und täglicher Druck können dabei eine große Rolle spielen. Wenn man älter wird, sollte man sich daran erinnern, daß es zwei Arten von Erektionen gibt. Bei Knaben und jungen Männern läßt sich die Erektion psychisch stimulieren. Außer bei einigen erfahrenen Yogis im Osten und besonders vitalen Männern im Westen verliert die geistige Stimulation im Alter ihre Wirksamkeit. Dagegen bleibt die taktile bzw. Reflex-Erektion, die durch Berühren des Geschlechtsorganes entsteht, erhalten. Deshalb sollte der weibliche Partner im Vorspiel mit einem älteren Mann diese Form bevorzugen und die aktivere Rolle übernehmen. Allerdings kann die tantrische Praktik der Meditation und geistigen Kontrolle die Fähigkeit psychischer Erregung lebendig erhalten.

Ein Grund für die Furcht vor dem Älterwerden ist unser stereotyper Begriff der sexuellen Attraktivität. Viele Ignoranten glauben, diese wäre ausschließlich jungen und schönen Menschen vorbehalten. Das gilt für unser eigenes Selbstbild wie auch für die Art, wie wir unseren Partner sehen. Von einem bestimmten Alter an halten wir uns gewöhnlich nicht mehr für begehrenswert, sei es nun ab vierzig, fünfzig oder sechzig. Chateaubriand schrieb einmal, er könne es nicht glauben, daß eine junge Frau ihn lieben und sexuell begehren könnte, wenn er alt sei – und wenn sie es doch könnte, würde er es nicht erlauben!

Es kann sich hier um ein echtes Problem handeln. Viele lassen sich gehen und werden Opfer eines psychischen und physischen Zerfallsprozesses, wenn sie älter werden, wodurch sich ihre Anziehungskraft natürlich verringert. Aber das muß nicht so sein. Es gibt unzählige Beispiele von ›häßlichen‹ Menschen, die sehr anziehend sind, und von ›alten‹ Männern und Frauen, die noch immer schön und bezaubernd wirken.

Da die Medizin festgestellt hat, die unwesentliche Verringerung der Hormonproduktion bei älteren Männern beeinträchtige sie nicht in ihrem Sexualleben, müssen wir nach anderen Gründen für die verminderte sexuelle Aktivität älterer Menschen in unserer Gesellschaft suchen. Die Hauptursachen sind wohl in den falschen Einstellungen zur Sexualität und in dem täglichen Streß zu finden.

Im Alter, so ab sechzig oder siebzig, beginnen sich die Geschlechtsorgane zu verändern, wenn auch die individuellen Unterschiede groß sind. Die Hoden werden kleiner und schlaffer. Die Blutgefäße degenerieren leicht, und die Samenproduktion wird schwächer. Doch hört die Samenproduktion niemals auf, es sei denn durch Krankheit, Unfall, Operation.

Das Altern beginnt nicht mit vierzig, wie viele glauben. In Wirklichkeit setzt der sexuelle Alterungsprozeß des Mannes bereits in der Reifezeit ein. Obwohl es natürlich individuelle Unterschiede gibt, nimmt die sexuelle Kraft des Mannes von dieser Zeit an ständig ab.

Doch die Natur ist in der Jugend verschwenderisch und knausert auch später nicht: wenn auch Hormonproduktion und Vitalität sich verringern, heißt das auf keinen Fall, daß ein erfülltes Sexualleben in späteren Jahren nicht fortgesetzt, wiederaufgenommen oder gar neu begonnen werden könne. Das Wichtigste dabei ist vor allem das ›Joie de vivre‹ und nicht der Ehrgeiz, sportliche Rekorde aufzustellen.

Natürlich wandelt sich auch der sexuelle Reaktionszyklus. Alle im Körper ablaufenden Vorgänge verändern sich mit zunehmendem Alter; aber sie hören nicht auf, und es besteht kein Grund, dies von der Sexualität zu erwarten.

Die erste der vier Phasen in dem sexuellen Zyklus, die Erregungsphase, dauert länger. Ohne ständige Yogapraktik wird der ältere Mann auf visuelle oder geistige Stimuli viel schwächer reagieren als in jüngeren Jahren. Er wird gewöhnlich manuelle oder orale Stimulierung brauchen. Die Erektion wird anfangs vielleicht auch nicht so stark sein wie früher. Manche Männer, die dies zum erstenmal erfahren, geraten darüber in Panik. Die Gesellschaft hatte sie so konditioniert und manipuliert, daß sie dies als den Anfang des Endes der sexuellen Fähigkeit ansehen müssen. Und die Angst zu versagen kann zu wirklichem Versagen führen; Angst kann Reaktionen blockieren, und viele Männer geben es dann endgültig auf. Das Potential für die Erektion bleibt unverändert, und der Verlust ist nur sekundärer Art. Eine Erektion läßt sich nicht mit Gewalt erzwingen. Sexuelle Reaktion ist ein natürlicher Vorgang, der jedoch in einer Atmosphäre der Spannung, der ängstlichen Beobachtung und des Leistungsdruckes blockiert werden kann. Es gibt zwar in Indien einige Yogis, die willentlich eine Erektion hervorrufen und tatsächlich mit ihrem männlichen Glied Gewichte heben können, aber das ist eine Ausnahme.

Ein Mann sollte nicht versuchen, unbedingt zu beweisen, was für ein guter Liebhaber er sei, vielmehr sich entspannen und an das Wir, an das gemeinsame Genießen denken.

Auch die orgasmische Phase des älter werdenden Mannes

ändert sich. Anstatt der Zweistufen-Ejakulations-Phase, wie sie bei jungen Männern üblich ist, kann das ›unvermeidliche Stadium‹ – die Periode des scharfen Dranges, wenn der Mann spürt, daß er es nicht länger zurückhalten kann und kommen muß – ausbleiben oder sich verkürzen. Ab fünfzig tritt manchmal nur das Ausstoß-Stadium ein.

Ein älterer Mann kommt mit weniger Kraft, besonders wenn sich die Hoden nicht aufrichten, wie es manchmal geschieht, und er stößt auch weniger Samenflüssigkeit aus. Aber solange er sich darüber keine Sorgen macht, wird es ihn und seine Partnerin nicht des geringsten Genusses berauben.

Die Schlußphase ist viel kürzer als früher, und der Penis wird Sekunden nach der Ejakulation wieder weich werden. Ein Mann, der in seinen jüngeren Jahren innerhalb von Minuten eine weitere Erektion haben konnte, wird jetzt vielleicht einige Stunden warten müssen.

Masters und Johnson betonen, der ältere Mann verspüre ein geringeres Verlangen zu ejakulieren, und er solle es nur dann tun, wenn er es wirklich wolle. Durch die Klischeevorstellung von der sexuellen Vereinigung verunsichert, glauben beide Partner oft, wenn der Mann nicht komme, hätten sie versagt. Diese Einstellung kann sehr schädlich sein, wenn das Paar die Ejakulation zu erzwingen versucht. Sexuelle Wünsche und Vorlieben sind von Person zu Person verschieden, und beide Partner sollten sich aufeinander einstellen. Besonders in späteren Jahren ist dieses Prinzip am wichtigsten. Die Tantriker haben schon seit langer Zeit ähnliche Auffassungen vertreten. Das letzte Ziel des sexuellen Rituals ist gemeinsame Freude und kosmisches Bewußtsein.

Auch im sexuellen Reaktionszyklus der Frau gibt es Veränderungen, die aber keiner Frau das Gefühl sexuellen Nachlassens geben dürfen.

Das erste Zeichen sexueller Erregung bei der Frau, das Feuchtwerden der Vagina, kommt später und schwächer. Jüngere Frauen brauchen fünfzehn bis dreißig Sekunden, während es bei älteren Frauen vier oder fünf Minuten Stimulation bedarf, um die Bereitschaft für das Eindringen zu erwecken. Die Klitoris kann sich etwas verkleinern, aber weiter auf Stimulation stark reagieren und sexuelle Erregung übertragen.

Das ältere Paar sollte lernen, die längere Periode des Vorspiels und der Stimulation zu genießen. Und denken Sie daran, sexuelles Vergnügen kommt vom ganzen Körper, nicht nur von den Genitalien.

Ältere Frauen erfahren, wie ältere Männer, gewöhnlich eine kürzere orgasmische Phase. Eine ältere Frau wird vielleicht statt acht oder zwölf nur vier oder fünf vaginale, statt drei bis fünf nur ein oder zwei uterine Kontraktionen haben. Auch die Schlußphase ist kürzer als in früheren Jahren.

Die Ergebnisse der Hormonforschung von Masters und Johnson bestätigen die Erfahrungen der tantrischen Yoginis. Sexuell aktive Frauen gleichen die Wirkungen des Östrogenmangels durch häufigen Verkehr aus. Wenn diese angenehme Methode, seine Gesundheit voll zu erhalten, nicht zur Verfügung steht, gibt es immer noch die Selbststimulierung. Natürlich kann man sich auch einer Östrogenbehandlung mit Pillen und Injektionen unterziehen, obwohl diese Methode etwas umstritten ist.

Durch Atem- und Meditationsübungen können die meisten Menschen lernen, zu hohem Blutdruck, nervösen Magenbeschwerden, migräneartigen Kopfschmerzen vorzubeugen oder sie zu heilen. Sie können durch die Vorstellung ›Meine Hände sind warm‹ eine verstärkte Blutzirkulation bewirken, die ihre Hände tatsächlich erwärmt. Derselbe Mechanismus kann die Durchblutung des Penis oder der Vagina erhöhen. Die verschiedenen Möglichkeiten auf diesem Gebiet sind noch immer unerforscht.

Durch den tantrischen Lebensstil läßt sich das Ideal eines potenten Alters verwirklichen. Die positive Einstellung gegenüber der Sexualität, die keine fleischliche Sünde kennt, schließt alle Schuldgefühle aus. Die Praxis der Meditation, das Konzentrieren des Geistes auf einen Punkt, beseitigt alle anderen Hemmungen. Erinnerungen an frühere Fehlschläge, traumatische sexuelle Erfahrungen, Alltagsprobleme oder einfach der Lärm im Nebenzimmer können solche Hindernisse sein. Wir lernen, uns auf die brennende Flamme der Begierde und die erotischen Stimuli zu konzentrieren. Durch die Praxis des tiefen Atmens und der Beherrschung des Geistes haben wir erfahren, daß wir jederzeit, in jeder Situation – auch gehetzt und belastet – willentlich unseren Körper und Geist entspannen können.

Eine tantrische Weltanschauung hilft, das Problem der Ästhetik in unserer vom Jugendlichkeitswahn besessenen Kultur zu lösen. Das Alter hat für den Tantriker hohen Wert, es genießt überall Hochachtung. Ein junges, glattes, noch nicht von Spuren der Erfahrung gezeichnetes Gesicht, hat nicht mehr Reiz als das edle Antlitz eines tantrischen Yogis oder einer Yogini über sechzig, mit leuchtenden Augen, die Verständnis, Wärme und verhaltene Freude ausstrahlen.

Yogapraktik hat ihre Körper schlank, fest, anmutig und geschmeidig gemacht. Ihre Aura von Gelassenheit, Heiterkeit und Barmherzigkeit inmitten des weltlichen Getümmels beeindruckt Männer und Frauen gleichermaßen.

Die altersbedingten Veränderungen sind für Tantriker nicht nur unwesentlich, sondern halten sich auch in Grenzen. Sexuelle Aktivität verstärkt die Blutzufuhr, so daß der Abbau des Gewebes weitaus geringer sein wird als bei jemandem, der diese lebenswichtigen Funktionen vernachlässigt. Die Glücklichen, die ihre innere Energie, Kundalini, immer wieder erfolgreich wecken, bleiben auch geistig aktiv.

Ein erfahrener Mann über fünfzig kann ein besserer Liebhaber sein als ein jüngerer; er gleicht das Nachlassen körperlicher Kräfte durch größere Rücksicht und Zärtlichkeit aus.

Er wird sich vielleicht mehr auf das Bewahren und Genießen konzentrieren als auf das Streben und Erreichen, mehr auf die Sorge um als auf die Kontrolle über andere, mehr auf das Sein als auf das Tun. Befreit von dem Druck, sich selbst einen großartigen Erfolg beweisen zu müssen, kann der reife

Liebhaber mehr Zeit und eine gesündere Einstellung finden, um das zu genießen, was das Leben noch zu bieten hat – Sexualität und das Studium des Tantra mit eingeschlossen.

Goethe berichtet vom Auftreten einer zweiten Pubertät in seinen späten Jahren. In Wirklichkeit kann es während eines Lebens mehrere geben: Ein plötzliches Aufwallen sexueller Begierde, eine Wiederholung der bewegenden, aufwühlenden Ekstasen, welche die erste Pubertät begleiteten. Wie die erste kann die zweite Pubertät das Bewußtsein erweitern, frische Energien und neue Inspirationen schaffen. Die Scheu, die Schwärmerei, die Sublimierung und Idealisierung der ersten Liebe können sich im ›zweiten Frühling‹ wiederholen. Doch wenn der ältere Mann will, kann er schließlich eine wirkliche Shakti finden.

Ältere Frauen haben es schwerer. Sie müssen sich u. U. einen Liebhaber kaufen, besonders dann, wenn sie sich Ausstrahlung und Charme nicht bewahrt haben. Im jahrelangen Briefwechsel mit der besten Freundin drückt die Schriftstellerin Colette ihre Verwunderung über die eigenen sexuellen Wünsche aus, aber auch dankbare Freude über das große Glück, einen jungen Mann gefunden zu haben, der sie in ihrem hohen Alter liebt.

Alleinstehende Frauen und Männer können dem Beispiel der tibetanischen Nonnen folgen und ihre erotischen Phantasien mit Hilfe eines Yidam spielen lassen. Im letzten Kapitel werde ich Sie mit Ihrem Yidam bekannt machen.

Erotische Übungen

Viele Frauen vernachlässigen die zwei Muskeln ihres Körpers, die für das sexuelle Vergnügen am wichtigsten sind. Ihre Eitelkeit richtet sich auf den Busen, sie betreiben Brustgymnastik, sind sich aber nicht bewußt, daß sie auch einen vaginalen Hebemuskel (levator vaginae) und einen vaginalen Schließmuskel (constrictor cunni) haben. Ersterer umschließt die Vagina, letzterer den Scheideneingang. Die Vagina einer Frau, die schon Kinder geboren hat, ist oft weit gedehnt, narbig. Dem kann durch Übungen abgeholfen werden oder, wenn nötig, durch einen operativen Eingriff.

In den meisten Fällen machen die folgenden Übungen, wenn sie methodisch angewandt werden, einen operativen Eingriff unnötig und geben der Vagina ihre jungfräuliche Straffheit wieder. Der vaginale Hebemuskel und der vaginale Schließmuskel sind quer gestreifte, willkürliche Muskeln, das heißt, sie können willentlich beeinflußt werden. Das Ziel ist, mit der Vagina pressen, greifen und saugen zu lernen. Versuchen Sie zunächst, zwei Finger in die Vagina einzuführen, um festzustellen, ob Sie dabei irgendeine Muskeltätigkeit verspüren. Drücken Sie kräftig, so als ob Sie Stuhlgang hätten, dann pressen Sie so fest, wie Sie nur können, zusammen, als ob Sie versuchten, Stuhlgang oder Harnlassen zu verhindern. Versuchen Sie diese Übung zehn- bis zwölfmal, bis Sie irgendeine Reaktion spüren. Mit etwas Zeitaufwand und Konzentration kann die Fähigkeit, diese Muskeln zusammenzuziehen, entwickelt und verbessert werden. Natürlich sollten Sie dies auch während des Koitus tun, auch wenn der Mann nicht anspruchsvoll ist. Am besten geht es in der Seiten- oder Rükkenlage. Die Männer sollten lernen, einige Sekunden bewegungslos zu verharren, nachdem sie in die Vagina eingedrungen sind, um ihr zu erlauben, sich zusammenzuziehen und an die Größe des Phallus anzupassen.

Versuchen Sie später, nur einen Finger mit den vaginalen Muskeln zu pressen. Wenn es geht, versuchen Sie, die zwei Muskeln getrennt zu bewegen, aber seien Sie nicht enttäuscht, wenn Sie merken, daß Sie es nicht können. Denn das ist eine schwierige Sache, die Fachkenntnis erfordert. Wenn Sie einmal vertrauter damit sind, können Sie versuchen, die Übungen ohne Hilfe eines Penis oder Fingers zu trainieren. Das ist eine ausgezeichnete Möglichkeit, Ihre Sexualität während ›magerer Zeiten‹ lebendig zu erhalten, wenn Sie keinen Mann zur Seite haben. Ich glaube auch, daß dies wesentlich gesünder ist, als einen Vibrator zu verwenden, und die Frau besser darauf vorbereitet, das Vergnügen mit dem Mann zu teilen. Wenn die Frau diese Muskeln gebraucht, kann sie einen Mann zum Orgasmus bringen, während sie selbst die intensivsten Orgasmen ihres Lebens genießt, ohne die Hinundher- und die ›kugellagerartigen‹ Bewegungen der Hüften und des Beckens. Nachdem der Mann gekommen ist, kann sie einige Sekunden lang warten, dann die kontrahierenden (nicht die pressenden) Bewegungen ausführen, die alle Männer – außer denen, die nach dem Orgasmus überempfindlich sind – mit großer Wonne erfüllen. Falls der Mann ungewöhnlich kräftig ist, kann ihn das wieder aktivieren, ehe er weiß, was geschieht – denn vielleicht hat er so etwas vorher noch nie gefühlt.

Masters und Johnson berichten, daß viele Frauen ihre Gesäßbacken straffen, um die Spannung und das Gefühl zu verstärken, ähnlich wie die Tantriker durch Kontraktion der analen Schließmuskel Kundalini erwecken. Bonni Prudden empfiehlt bei den meisten Stellungen, das Becken zurückzuschieben, um so die Reibung der Klitoris zu verstärken. Zur Abwechslung gibt es eine Reihe nützlicher Übungen, die Sie allein zu Hause lernen können. Achten Sie darauf, daß Sie bei all diesen Übungen tief und entspannt atmen.

Machen Sie die ›Korkenzieherbewegung‹, die besonders

lustvoll ist, wenn die Frau oben liegt. Gehen Sie auf alle viere hinunter und stellen Sie sich vor, Sie bohren in einen Korken – oder lassen Sie Ihrer Phantasie freien Lauf. Bewegen Sie jedenfalls die Hüften in kreisenden Bewegungen, indem Sie mehrere Male einen Kreis im Uhrzeigersinn und dann diesem entgegengesetzt ziehen. Diese Übung trainiert Rücken und Magen und macht Spaß.

Lernen Sie, Ihr Becken weit nach hinten zu drücken, zuerst im Stehen und dann auf allen vieren. Strecken Sie das Gesäß hoch und ziehen Sie es dann, so fest Sie können, einige Male nach unten. Krümmen Sie Ihren Rücken wie eine Katze und lassen Sie ihn dann wie ein trauriges Pferd hin und her schwingen. Sie können auch heftig stoßen und bohren wie eine erotische Tänzerin, während Sie die Muskulatur lockern und die Orgasmusreflexe reizen.

Dann stehen Sie auf und schwenken, wie ein Golfspieler, die Hüften von einer Seite zur anderen. Darauf lassen Sie sich wieder nieder und wippen mit dem Gesäß . . .

Schließlich kombinieren Sie diese Übungen alle zu einem einzigen Bewegungsablauf.

Erotische Geschichten und Spiele

Schon vor langer Zeit haben die Inder das Element des Spielerischen in der Sexualität erkannt und eine Reihe von erotischen Geschichten und Spielen entwickelt.

Die meisten dieser Spiele lernte ich kennen, als ich zwei Harems in Radschasthan besuchte. Viele kannte man schon lange bevor es in Indien Harems gab.

Die Legende vom jungen Gott Krishna und den Gopis bildet die Grundlage. Lange Gedichte, oft mit Miniaturmalereien aus Kangra illustriert, wie zum Beispiel die Gita Govinda und die Bhagavata Purana, beschäftigen sich mit dem zentralen Thema des Krishna-Kultes – der Sehnsucht, der Suche und schließlich der Erfahrung der Selbst-Aufgabe in einer höheren Wirklichkeit. Die Gopis, wunderschöne junge Kuhhirtinnen aus Brindaban, verließen Haus und Familie, vergaßen ihre Pflichten und machten sich auf in den dunklen Wald, ängstlich und unbeschützt, auf der Suche nach diesem schauererregenden Gefühl, das in Krishna symbolisiert ist. Die spontane, kindliche Aufregung, die sich bei diesen Spielen einstellt, läßt uns Einschränkungen, Verbote und Kontrolle vergessen. Es kommt wohl eher zu einer transzendenten Erfahrung als im sexuellen Ritual, bei dem man zu bewußt auf das Ziel konzentriert und dadurch befangen sein kann.

Wenn Sie nicht von Natur aus dem Mystischen zugeneigt sind, werden Sie vielleicht lieber mit diesen erotischen Spielen beginnen, um sich selbst und Ihre Sorgen und Belastungen zu vergessen. Sollten Sie dabei den Zustand kosmischen Bewußtseins erfahren, werden Sie danach streben, der Erfahrung wieder teilhaftig zu werden – in der vollen Entspannung des sexuellen Rituals. Im Spiel können Sie sich verkleiden, maskieren und sich in jemand anderen verwandeln; schreien

Sie laut und strecken Sie Ihre Muskeln in lebhafter Freude aus, um das Blut zum Kochen zu bringen.

Die wilderen Spiele erlauben, latente Ängste, aufgestaute Gewalt- und Machtvorstellungen herauszulassen und sich durch spielerisches Ausagieren davon zu befeien.

Vergewaltigungs- und Fesselungsspiele helfen Spannung aufzubauen und alte Ängste zu bewältigen. Bei manchen stellt sich der Orgasmus viel leichter ein, wenn er ihnen aufgezwungen wird. Spielen Sie diese Spiele auf Wiesen unter der Mittagssonne, in kühlen, dunklen Wäldern, an bezaubernden Flußufern, nachts im Park, auf einem freien Platz oder in einem Vorstadthof, aber auch daheim als reine Phantasie.

Kleiderraub

Der episch eindruckvollste Kleiderraub, den die Geschichte oder Legende kennt, ereignete sich nach der Bhagavata Purana folgendermaßen: Eines Tages im Januar hielten die schönen Gopis von Nanda zu Ehren ihrer Göttin einen Fasttag und nahmen nur das zu sich, was von den Opfergaben übriggeblieben war. Sie gingen zu den Ufern des Jamuna, um ihre Göttin zu verehren und ihr Bild in den Sand zu zeichnen. Verlockt von dem Wasser, legten sie ihre Kleider ab, stiegen ins Wasser und begannen zu spielen und sich zu vergnügen. Krishna und seine Gefährten weilten in der Nähe und ließen dort ihre Kühe weiden. Sie hörten den lieblichen Gesang der Gopis. Als Krishna das bezaubernde Bild sah, kam ihm ein lustiger Gedanke. Er sammelte die Kleider der Gopis und kletterte auf einen hohen Baum, scherzend und lachend mit den anderen Knaben. Als die erfrischten Gopis genug geplanscht und gespaßt hatten, bemerkten sie, daß ihre Kleider nicht mehr am Ufer lagen. Bestürzt suchten sie sie und fragten sich, wer sie wohl genommen haben könnte.

Schließlich erspähte eines der Mädchen im Baum Krishna. Er trug eine Girlande von Blumen um seinen Hals.

»Da ist er, Schwestern, der unsere Herzen gestohlen hat, der unsere Kleider gestohlen hat, in den Ästen des Kadama-Baumes, mit einem Bündel in den Händen.«

Da Krishna sie sehen konnte, schämten sich die Gopis ihrer Nacktheit, stiegen in das Wasser und flehten ihn an: »Habe Mitleid mit den Demütigen, geliebter Schmerzerlöser, oh, Mohan, bitte, gib uns die Kleider wieder. Warum täuschst du uns, Nandas Liebling! Wir sind ganz einfache Mädchen. Ein Streich ist uns gespielt worden, unser Bewußtsein und Gefühl hat uns verlassen, du hast diesen Streich gespielt, oh, Hari!«

Krishna hörte sie und sagte: »Ich werde sie euch nicht einfach so geben. Kommt eine nach der anderen aus dem Wasser, mit erhobenen Händen, dann werdet ihr eure Kleider erhalten.«

Nachdem die Gopis sich untereinander beraten hatten, beschlossen sie: »Kommt, Schwestern! Was Mohan sagt, wollen wir achten, er kennt den Zustand unserer Körper und unseres Geistes, was sollen wir uns schämen?«

Hilflos und schüchtern stiegen die Gopis, eine nach der anderen, mit gesenkten Köpfen und gefalteten Händen, aus dem Wasser, um ihre Kleider zu erhalten.

Entzückt über die Reinheit ihrer Herzen sprach Krishna zu ihnen und lud sie ein, ein nächstes Mal wiederzukommen und sich mit ihm zu vergnügen.

Es gibt viele Variationen dieses bezaubernden Spieles. Denken Sie sich Ihre eigene Fassung aus mit einem Ende ganz nach Ihrem Belieben.

Fischen

Für eine Gruppe, die sich ein stärker sexuell betontes Spiel wünscht, eignet sich diese Variation des Kleiderspieles, das die Kaulas und andere bengalische Sekten erfreute. Bei diesem Spiel legten die Frauen in der Gruppe ihre Oberbekleidung ab und warfen sie auf einen Haufen in der Mitte. Die

Männer losten dann diese Kleidungsstücke aus und wählten sich so nach Zufall ihre Partnerin. Schlüssel, Schuhe, Männergürtel leisten denselben Dienst. Horace Wilson, der im 19. Jahrhundert Indien besuchte, beschreibt das Ritual der Kanchuliyas: »Von dieser Sekte sagt man, sie unterscheide sich durch einen besonderen Ritus, der jegliche Konventionen außer acht lasse und nicht einmal die natürlichen Schranken beachte. Die weiblichen Geweihten sollen während des Rituals ihre Unterjacken (oder cholis, die als Bluse und Büstenhalter dienen) auf Weisung des Gurus hin ablegen und in eine Schachtel geben. Am Ende der gewöhnlichen Riten nimmt jeder männliche Teilnehmer eine Unterjacke aus der Schachtel, und die Frau, der das Kleidungsstück gehört, sei sie auch noch so nah mit ihm verwandt, ist seine Partnerin für die Zeit seiner ausschweifenden Vergnügen.«

Wasserspiele

Später, im Gleichnis von Krishna und den Gopis, besangen die bekränzten Mädchen – mit ihren reizenden, lockenumrankten Gesichtern, mit ihrem Lächeln von süßestem Nektar – die ruhmreichen Taten des Höchsten, von der Berührung seiner Fingernägel entzückt.

Mit Blumengirlanden, die sie durch ihre Berührung zerquetscht und mit rotem Puder bestäubt hatten, begleitet von Hummelschwärmen, stieg der müde Krishna ins Wasser, wie ein Elefantenbulle, gefolgt von Elefantenkühen.

›Oh, mein Geliebter!‹ riefen die Mädchen mit lieblichem Lachen und bespritzten ihn mit Wasser. Er wurde von den Himmlischen verehrt, da sie von ihrem Wagen aus Blumen auf ihn herabregnen ließen. Und er, in seinem eigenen höchsten Selbst, genoß die Freuden.

Dann gingen Krishna und der Schwarm Mädchen, wie ein Elefant mit seinen Elefantenkühen im Gefolge, in den Garten, der am Flußufer liegt, beladen mit dem vom Wind getragenen Duft der Blumen. Und der Schwarm Hummeln folgte dem jungen Gott wie eine Schar singender Engel.

Wenn Sie das lesen, stellen Sie sich den herrlichen Anblick nasser, leicht bekleideter Körper vor, die sich im Wasser vergnügen – wie es so oft in den Kangra-Miniaturmalereien zu sehen ist.

Bei Wasserspielen lassen sich einige der ›athletischen Stellungen‹ ausprobieren, bei denen der Mann steht und die Frau in die Höhe hebt, die ihre Arme und Beine wie eine Schlingpflanze um seinen Körper rankt. Im Wasser sind die Körper viel leichter, können besser verschmelzen, und die Stellungen lassen sich leicht und anmutig wechseln.

Wegen der besseren Beweglichkeit und der geringeren Reibung kann man im Wasser auch den ersten analen Verkehr versuchen.

Körpermalerei

Nach einem späteren Dichter, Jayadeva, sprach Radha nach einer Liebesnacht auf einem Lager im Wald – als sie sich gerade anzukleiden begann, bevor die Schar Gopis ihre Verwirrung sehen konnte –, zu Krishna folgende Worte:

»Mit Fingern, kühler als Sandelholz, male, o Krishna, Blätter und Blumen von Moschus auf diese Brust, die einer Wasserschale gleicht, gekrönt mit den frischen Blättern einer Gartenlaube, um den Gott der Liebe zu besänftigen. Schmücke meine Ohren mit Juwelenringen, o herrliche Jugend, und lasse die Antilopen deiner Augen hinabschweifen, um sich mit Freude unseres Vergnügens zu erinnern. Ordne meine Locken, o geliebter Krishna, umkreise meine Schläfen. O Geliebter, nun lege einen neuen Kreis von Moschus, schwarz wie die Flecke des Mondes, auf den Mond meiner Stirn, und winde bunte Blumen in meine Locken, und Federn eines Pfaues, damit sie anmutig wallen, wie die Fahnen Kamas.«

Während sie sprach, kam Krishna ihren spielerischen Wünschen nach, schmückte Brust und Stirn mit Moschus, färbte die Schläfen mit strahlenden Farben, umrahmte die Augen mit schwarzer Kohle, bedeckte Haar und Nacken mit frischen Girlanden und legte Armreifen um die Handgelenke, Ringe um die Knöchel und um die Taille einen Gürtel aus Glöckchen, die in ganz entzückender Weise erklangen.

Beim Aus- und Anziehen leidenschaftlich und zärtlich einander zu helfen, ist eine vereinfachte Version für Liebende.

Auch einander zu baden bereitet sehr viel Freude. Setzen Sie sich in die Badewanne, einander gegenüber, und seifen Sie sich gegenseitig ein. Spielen Sie mit dem glitschigen Fuß des anderen, als wollten Sie einen glatten Fisch mit den Händen fangen. Bedecken Sie den Körper des anderen mit zarten Flocken aus Seifenschaum; dann trocknen Sie einander ab.

Gespielte Vergewaltigung

In vielen Kulturen finden sich Abarten dieses Spieles, das häufig nach einer Hochzeitsfeier stattfindet.

Der Mann jagt mit großer Geschwindigkeit hinter der Frau her, fängt sie schließlich, wirft sie sich keuchend über die Schulter und legt sie dann auf den Boden. Er spreizt ihre Beine, so weit er kann, oder drückt ihre Fußknöchel über ihren Kopf nach hinten, so daß sie sich völlig hilflos und von ihm beherrscht fühlt. Dann nimmt er sie wild, indem er heftig stößt – solange er weiß, daß ihre Schreie Ausdrücke des Entzückens und der Freude sind.

Oder er kann sie an die Bettpfosten fesseln oder ihre Füße, bei gespreizten Knien, an den Knöcheln zusammenbinden – zu ihrer beider Vergnügen. Wenn sie ihn fesselt, kann dies seine Erregung und Fähigkeit, sich hinzugeben, erheblich steigern. Wenn er gegen die Fesseln drückt, kann die Muskelanspannung zu einem Orgasmus führen, der sich nicht nur auf die Genitalien, sondern auf den ganzen Körper erstreckt.

Hinterhalt

Diese vereinfachte Form des Vergewaltigungsspieles kann jederzeit gespielt werden, wenn sie (oder er) heimkommt oder gerade zur Tür hereinkommt – zum Essen oder um Musik zu hören. Stellen Sie sich hinter die Tür oder einen Schrank und lauern Sie ihr auf. Wenn sie hereinkommt, werfen Sie sie zu Boden, um den schönsten und lustvollsten Orgasmus der Welt zu erleben. Falls Sie zusammenleben, greifen Sie sie irgendwann vor der Zeit, zu der Sie gewöhnlich zu Bett gehen, an, wenn sie es nicht erwartet, und möglichst nicht im Schlafzimmer. Greifen Sie sie auf, und tragen Sie sie an einen neuen, ungewohnten Platz.

Die Kissenschlacht

Dieses Spiel wurde in vielen Harems in Radschasthan gespielt, vielleicht wollte man einer Haremsfrau die Möglichkeit geben, wenigstens für eine Stunde lang die Herrscherin zu sein.

Das Paar zieht sich aus, und jeder nimmt ein kleines, mit Daunen gefülltes Kissen, das an einer Seite offen ist. Ziel des Spieles ist, sich mit den Kissen so lange zu schlagen, bis keine Federn mehr in der Kissenhülle sind. Derjenige, der als erster alle Federn verstreut hat, gewinnt und hat somit das Recht, eine Stunde lang ›Herrscher‹ zu sein.

Die Kissenschlacht wird in wilder Aufregung gespielt; jeder Gegner versucht den anderen auf die Brust, den Kopf, die Beine, die Schenkel oder das Gesäß zu schlagen, überallhin, nur nicht in das Gesicht, bis die Federn im Raum so dicht herumwirbeln, daß die Liebenden einander kaum sehen können und sich an Geräuschen, wie Lachen, Keuchen oder Schnaufen, orientieren müssen, um zielsicher treffen zu können.

Der Gewinner kann dann für die nächste Stunde seine Lieblingsstellung oder -stellungen wählen. Falls die Frau gewinnt, kann sie ihn wie ein Pferd oder einen Elefanten reiten, ihn dann herumdrehen und zum ›Shakti auf Shiva Asana‹ übergehen. Hat der Mann das ›Herrschaftsrecht‹ gewonnen, wird er sie vielleicht niederzwingen und sie mitten in einem Haufen wilder Federn leidenschaftlich lieben wollen. Später muß der Verlierer dann alle Federn aufsammeln und sie für die nächste Schlacht wieder in das Kissen stopfen.

Schaukeln

Der Lake-Palast in Udaipur, jetzt ein Hotel, hat eine Suite, in der eine elegante Schaukel steht, die so groß wie ein Bett ist und über einem dicken, weichen Teppich hängt. Der breite, gepolsterte Sitz ist mit herrlichen Stickereien und Spiegelarbeiten verziert. Vier Messingketten halten die Schaukel an der Decke, und jedes Kettenglied ist in Form einer üppigen, breithüftigen Frau, eines Elefanten oder eines großschnabeligen Vogels gegossen. Neben dem großen Bett und den bemalten Scheiben an den oberen Fenstern bildet die Schaukel das wertvollste Stück dieses Raumes, der einen herrlichen Blick – durch die mit Rundbogen versehenen Fenster – über den See freigibt.

Diese Konstruktion – ein Vorläufer unserer Wasserbetten – bereitet beiden Partnern sehr viel Vergnügen. Das prikkelnde Gefühl des Schaukelns läßt Sie unbekannte Höhen der Lust und Erfüllung genießen. Das Hoch- und Niederschwingen, das Gefühl der Schwerelosigkeit, wenn die Schaukel heruntergeht, gefolgt von dem kräftigen Zug, wenn sie wieder hinaufgeht, wird Ihren ganzen Körper vor Lust erschauern lassen und Sie zu einem exotischen Höhepunkt führen.

Die Frau sitzt dabei in der Stellung Yoni Asana mit gespreizten Beinen auf dem Schoß des Mannes, das starke Lingam tief in ihrer Yoni fühlend. Schaukeln Sie zuerst langsam, dann heftiger und höher – und lassen Sie den Höhepunkt wieder langsam abklingen.

Nehmen Sie die Schaukel Ihrer Kinder oder lassen Sie die Nachbarn rätseln, warum Sie eine besonders stabile Schaukel im Garten haben, jetzt, wo die Kinder schon lange groß oder bereits aus dem Haus sind.

Elefantenrücken

Die jungen Söhne eines bekannten Maharadscha (und vielleicht auch der Vater zu seiner Zeit) versuchten, ihre Freundinnen auf dem Rücken des Familienelefanten zu verführen. Manchmal, bei Sonnenuntergang, setzte einer von ihnen das Mädchen vor sich auf den geschmückten Elefanten, den er dann gewöhnlich auf den bekannten Weg zum hohen Festungspalast lenkte. Manchmal täuschte das Mädchen vor, das gleichmäßige Schaukeln, Rollen und Reiben nicht zu bemerken, doch meistens drehte sie sich um und erlaubte dem Elefantenrücken all die Bewegungen, die für einen außergewöhnlichen und befriedigenden Verkehr notwendig waren.

Das Schaukeln des Kamels kann etwas andere, jedoch nicht minder lustvolle Empfindungen hervorrufen. Kamele sind in Radschasthan auch sehr verbreitet, doch jeder kann es mit dem Schaukelstuhl als häuslichem Ersatz versuchen.

Auf dem Pferderücken reiten

Wenn Sie kein Pferd haben, dem Sie vertrauen können, lassen Sie Ihre Phantasie walten und reiten Sie zum Spaß auf Ihrem Partner. Temperamentvolle Pferde wirken sexuell erregend, besonders auf junge Mädchen. Allein der Anblick, der Geruch, der natürliche Adel eines schönen Tieres kann erotische Gefühle auslösen. Wer die Kraft und das Muskelspiel spürt, die Vibrationen und den Rhythmus der freien Bewegungen im Kanter oder gestreckten Galopp, kann ein erotisches Hochgefühl erleben. Die meisten meiner indischen Freunde besitzen abgerichtete Polo-Ponies, mit denen man zu romantischen Ausritten aufbrechen kann. Falls Ihnen zuverlässige

Pferde zur Verfügung stehen, traben oder galoppieren Sie gemeinsam mit Ihrem Partner an einen abgelegenen Ort, lassen Sie Ihre Erregung wachsen, dann kann er vom Pferd steigen und sie herunterheben. Oder reiten Sie im Mondlicht gemeinsam auf *einem* Pferd – wenn der Mann ein gutes Gefühl für Gleichgewicht und starke Schenkel hat und wenn Sie Ihrem Pferd vertrauen können.

Kleine Boote

Das romantischste kleine Boot, das ich je gesehen habe, ist die Shikara von Kaschmir. Diese anmutig geformte, vorn zugespitzte Gondel hat einen großen, von einem Baldachin bedeckten und mit Vorhängen verdeckten Sitz, der mit sanften Mustern in strahlendem Rot und Gold verziert ist. In Shrinagar gibt es unzählig viele klare Seen und Kanäle, die von den Schmelzwassern des mächtigen Himalaja und der kleineren Berge gespeist werden. Diese bei Sonnenauf- oder untergang zu erforschen ist ein unvergeßliches Erlebnis. Das Boot ist flach, man spürt jede Welle und schwimmt dahin in einem fast unwirklichen Gefühl. Jede Bewegung scheint durch die Bewegung des Wassers verstärkt.

Man kann auch ein Floß oder ein Ruderboot mit verstellbarem Sitz nehmen – doch je größer das Fahrzeug ist, desto schwächer spüren Sie die Bewegung des Wassers.

Schlafen Sie mit dem Kopf im Schoss Ihrer Yidam-Phantasien

Das, liebe Leser, ist mehr Ihr Kapitel als das meine, denn Ihr Yidam gehört Ihnen allein.

Im tibetanischen Tantra wählt jeder Schüler seinen persönlichen Yidam und jede Schülerin ihre Tara. Zu diesen Beschützern beten sie jeden Morgen oder Abend. Es sind Gottheiten, die psychische Wahrheiten wie Angst, Wut und besonders Mitleid verkörpern. Bei den Tantrikern in Nepal und Tibet ist die Vorstellung des Yidam so sehr Teil ihres Lebens, daß Künstler Bilder von ihnen malen, Schriftsteller sie beschreiben und Bildhauer greifbare vergoldete Bronzestatuen herstellen. Viele Gläubige ›sehen‹ ihr Yidam durch Visualisation, eine Phantasievorstellung auf höherer Ebene. Yidam oder Tara kann für ewig an ihrer Seite bleiben. In den tibetanischen Klöstern glaubt jeder Mönch, sein Yidam schlafe auf seinem Kissen und bette seinen Kopf weich.

Der Yidam des Mitleids verkörpert ein heiteres Buddha-Bild. Aber mancher Yidam wird erwählt, um die schlimmsten Fehler des Schülers zu verkörpern. Sie können aus einem ganzen Reich von feindseligen, wütenden Göttern wählen, die Ihnen helfen, mit Ihren asozialen Neigungen fertig zu werden. Der Yidam kann Ihr größtes menschliches Versagen wie Dummheit, Wut, Neid oder Grausamkeit verkörpern und Ihnen helfen, es zu meistern.

Herrliche tibetanische Yidams sind in folgenden Worten beschrieben: »Ihre Oberbekleidung ist von göttlicher Seide, mit goldenen Ornamenten verziert. Sanftheit der Hände, Geschmeidigkeit der Körper und Gliedmaßen, Glätte der Haut, geschwungene Taillen, jugendlich strahlende Reinheit – sie besitzen unermeßliche Würde und Pracht.« Aber Sie können jeden zu Ihrem Yidam oder Ihrer Tara wählen, jeden, den Sie geliebt haben. Sie können zu Ihrem Yidam in tibetanischer Art sprechen: »O du diamantenes Wesen, wie strahlend ist der Zustand, den wir teilen, gebunden mit der Eisenkette teilnehmender Freude«, oder in ganz gewöhnlichen Worten. Ihr Yidam wird Sie immer lieben.

Häufig stellt man den Yidam und seine Tara in Yab-Yum vereinigt dar, um das Einssein auszudrücken. Aber da mein Yidam meine Phantasie ist und mir allein gehört, verscheuche ich diese Gemahlin, die Tara, behalte meinen Yidam ganz für mich allein und gebe mich meinem Besitzstreben hin, soweit es nicht schadet.

Ihr Yidam oder Ihre Tara kann Ihnen bei Ihrer sexuellen Entwicklung und bei Ihrer geistigen Befreiung helfen.

Falls Sie in der Liebe schwer eine aktive Rolle akzeptieren können, stellen Sie sich vor, daß Ihr Yidam Sie stürmisch nimmt und Sie durch die sexuellen Asanas führt. Er kann Ihnen helfen, Sie aus sich herauszuholen.

Ihre Phantasie kann Sie in die tantrischen Geheimrituale einweihen; er oder sie kann Ihnen zu mystischen Verbindungen und Inspirationen verhelfen. Ein tibetanischer Yidam kann zwölf Arme und Hände haben, mit denen er Sie lieben wird – und überhaupt alles tun, was Sie wollen. Zwei dieser Hände können Ihr Gesäß halten, wie es gelegentlich in den Yab-Yum-Ikonen dargestellt ist, während die anderen Hände Ihre Brüste streicheln und Ihre intimsten Stellen berühren. Der Yidam schaut seiner Shakti, das heißt Ihnen, immer ohne Scham, Angst oder Abscheu in die Augen.

Wenn Sie ein Yidam haben, können Sie sich erlauben, jeden Akt auszuführen, von dem Sie träumen, auch wenn es Ihrem Mann nicht gefällt, und trotzdem diesem treu bleiben.

Falls Sie eine Neigung zum Voyeurismus haben und dennoch nie an Gruppensex-Zusammenkünften teilgenommen haben, beobachten Sie Ihren Yidam und seine Tara, die alles nur Vorstellbare ausführen. Falls Sie ein Exhibitionist sind, lassen Sie den Gemahl zusehen.

Da es sich dabei ja um Ihre Phantasie handelt, gibt es keinen Grund, sich auf einen Akt mit nur einem Yidam zu beschränken. Nehmen Sie sich eine Vielzahl von Partnern. Es gibt unzählige himmlische Wesen, also können Sie Dakinis, Devas und viele andere heraufbeschwören. Machen Sie sie alle glücklich!

Visualisation erlaubt Ihnen, Ihre Begeisterung auszudrükken, ob Sie nun allein oder mit einem Partner zusammen sind. Die Kraft der Phantasie kann helfen, Ihre Erektion aufrechtzuerhalten oder die Yoni zu befeuchten – und schließlich zu einem besinnungslos schönen Orgasmus führen.

Denken Sie sich Ihren Yidam als einen siebzehnjährigen Knaben, oder stellen Sie sich die kosmische Yoni der Tara vor. Vollziehen Sie Ihr erstes großes sexuelles Erlebnis, bis in jede Einzelheit, noch einmal nach. Ganz gleich, wie die Umstände sind, Ihr Geist und somit Ihr Körper braucht nie allein zu sein oder sich vernachlässigt zu fühlen. Ernähren und pflegen Sie Ihr Nervensystem und dessen Reaktionen. Erwecken Sie die Schlange durch Zusammenziehen Ihres Anus. Meditieren Sie weiter, bis das Licht in Ihrem Kopf aufleuchtet. Feiern Sie den Springbrunnen von weißem Bindu, um ihn Tara darzubringen.

Falls Sie unglücklicherweise zu den Männern gehören, deren Penis eher einer mörderischen Waffe gleicht, die zustechen will, als einem Instrument des Vergnügens, bitte verwenden Sie ihn unbedingt bei Ihrer Tara. Falls Sie bedauerlicherweise Ihre Partnerin schlagen, erniedrigen oder auf Ihre Partnerin urinieren wollen, bitte tun Sie es bei Ihrer Tara. Sparen Sie sich die Taten des Marquis de Sade für Ihre private Phantasie auf und nicht für kleine Mädchen. Dazu sind Yidam und Tara da.

Töten Sie nicht Ihre Lebenstriebe ab. Lernen Sie es, Ihre sexuelle Kraft in einem positiven Sinn mit Ihrem Yidam zusammen einzusetzen – für Energiegewinn, Befreiung und Wachstum.

Zum Schluss

Mit einem Wort, liebe Mit-Sucher, heiliges Yab-Yum ist yum yum. Halten Sie den Juwel in der Lotusblüte, wann immer Sie können.

OM
   MANI
      PADME
         HUM

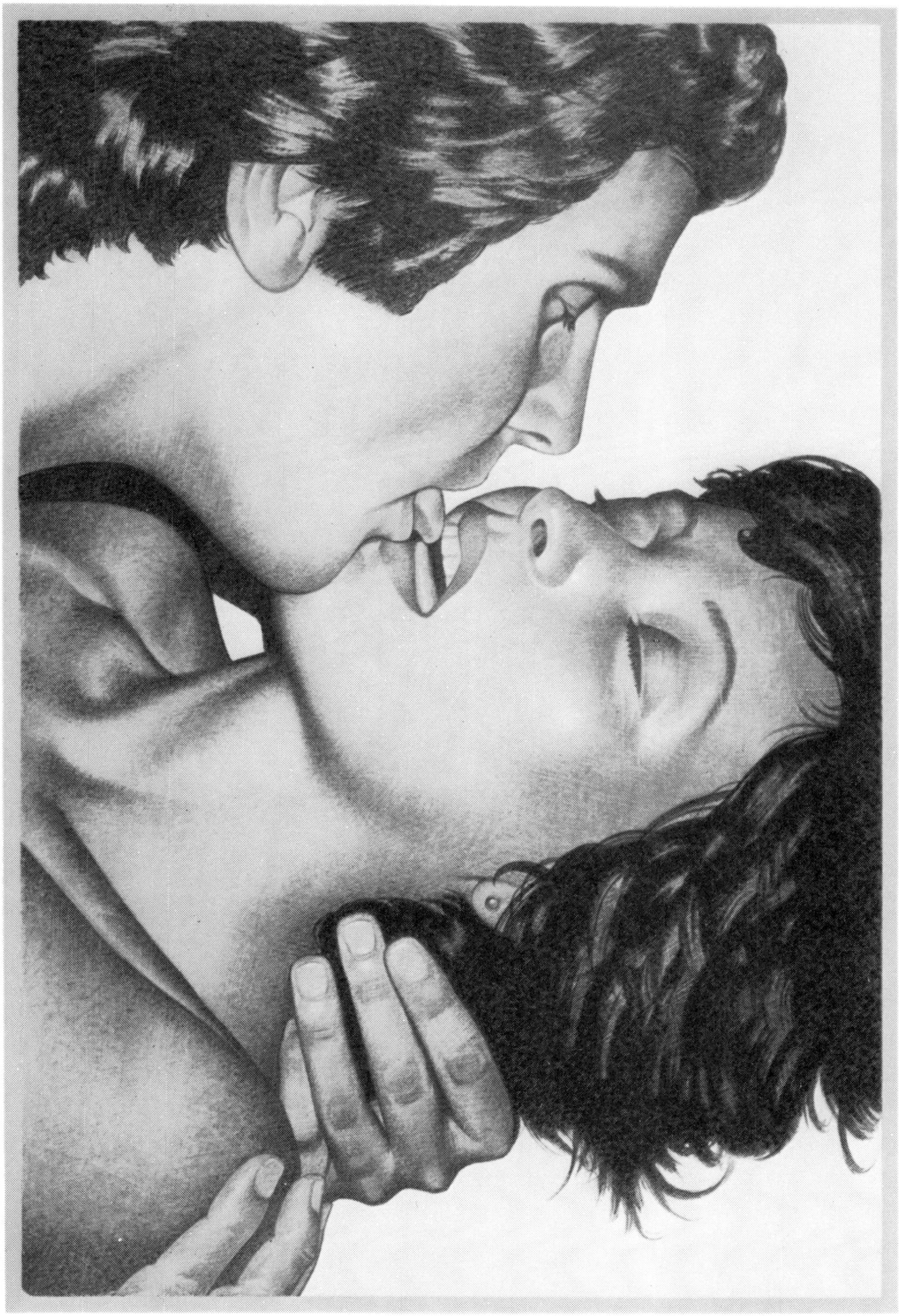

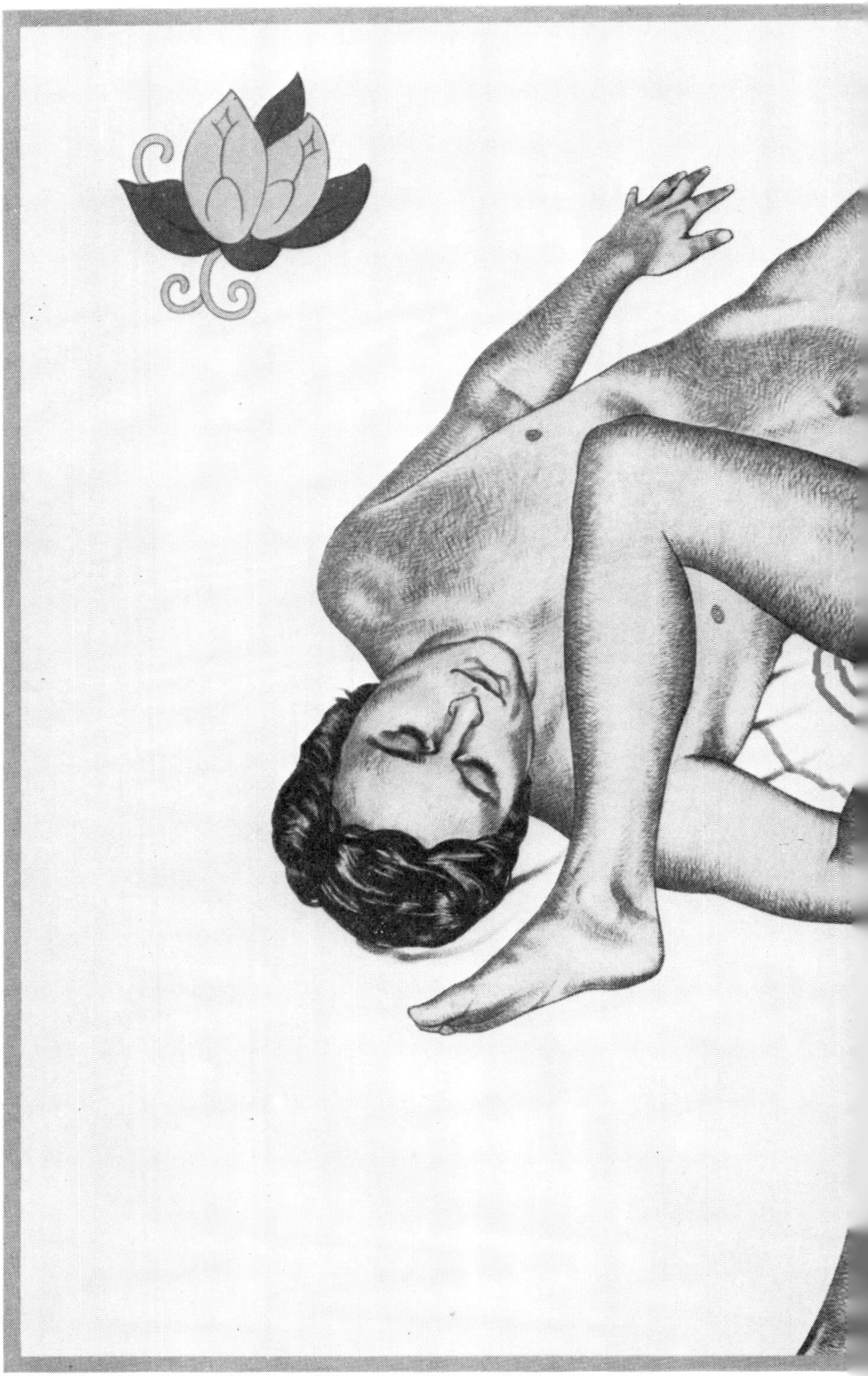

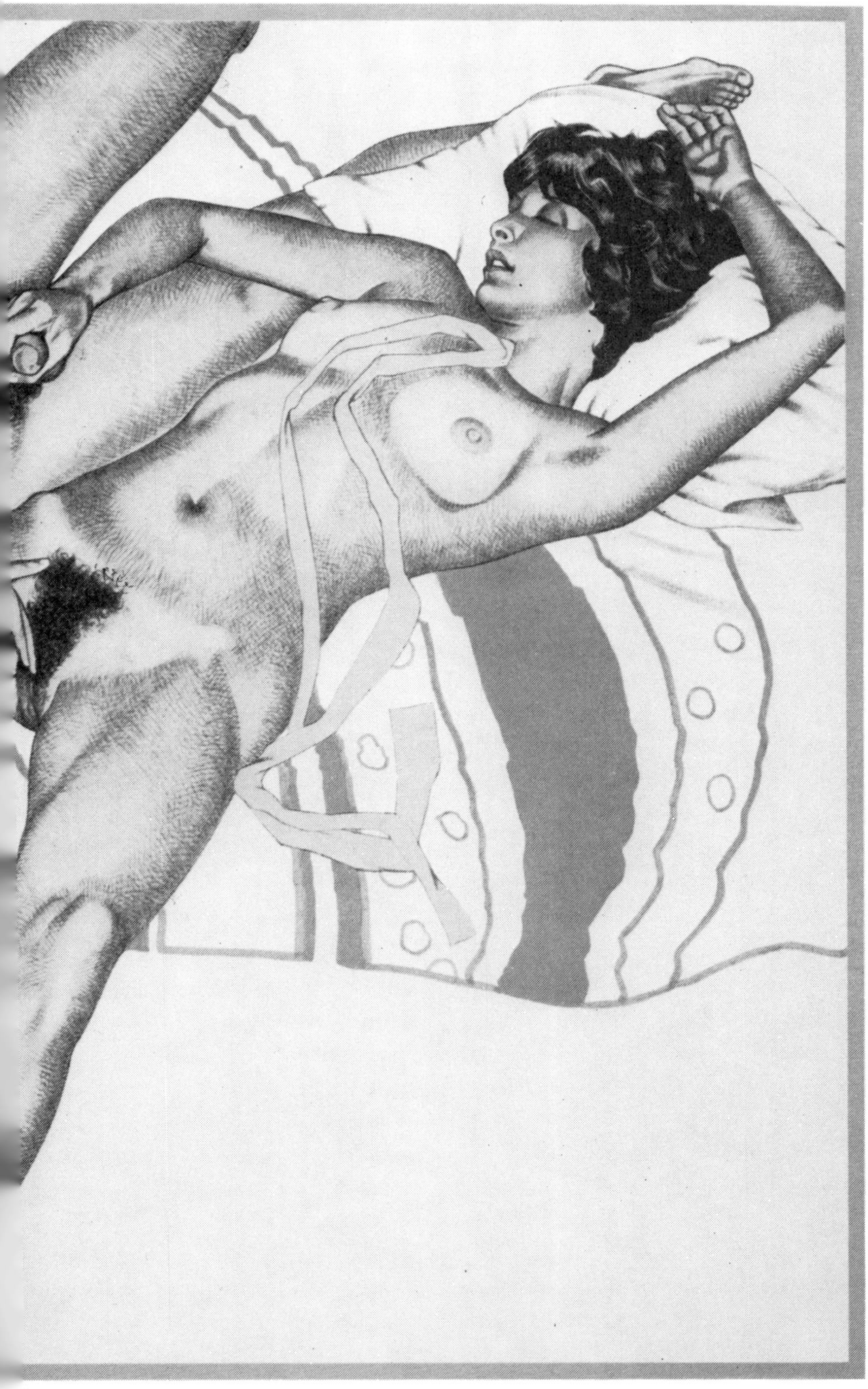

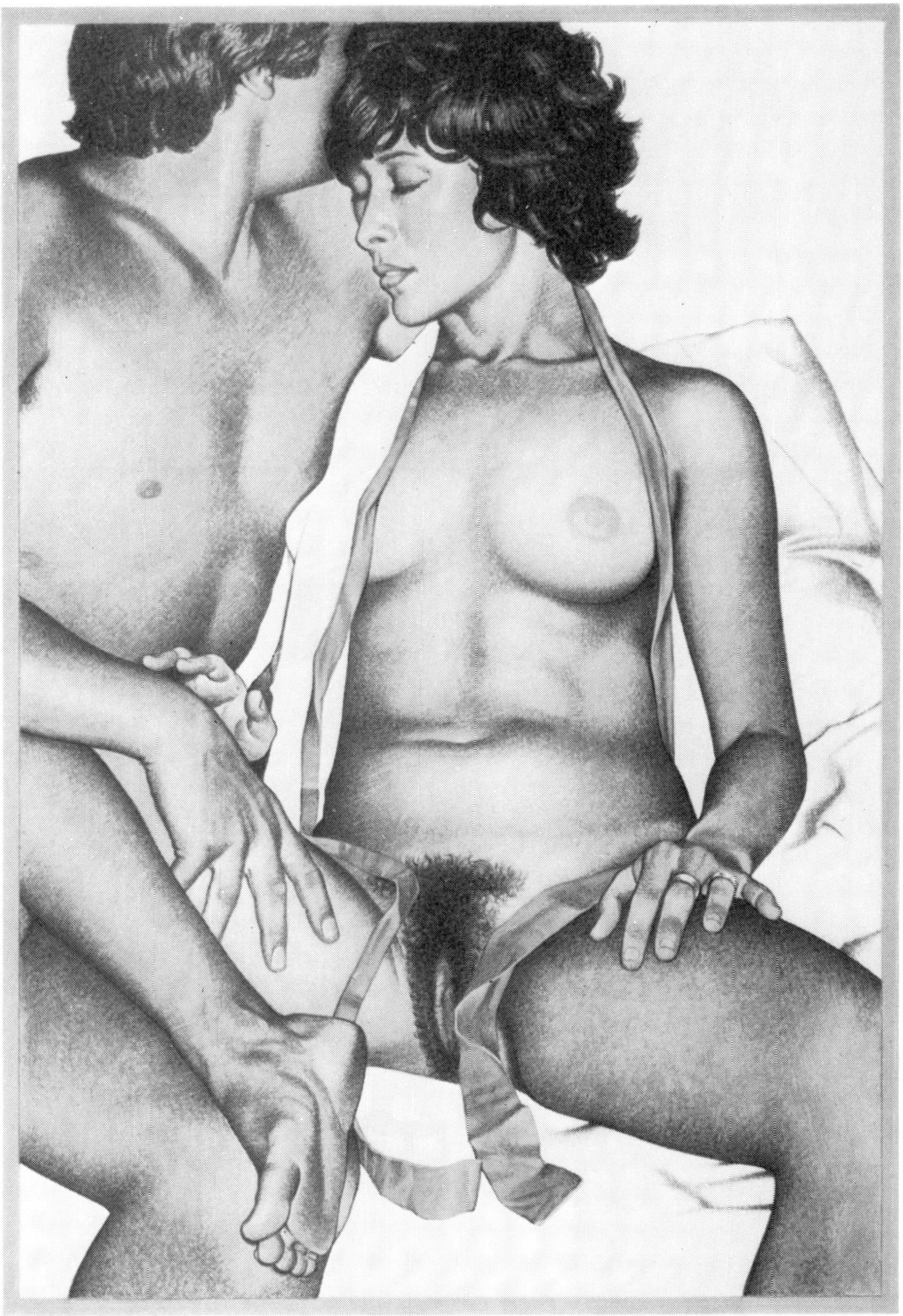

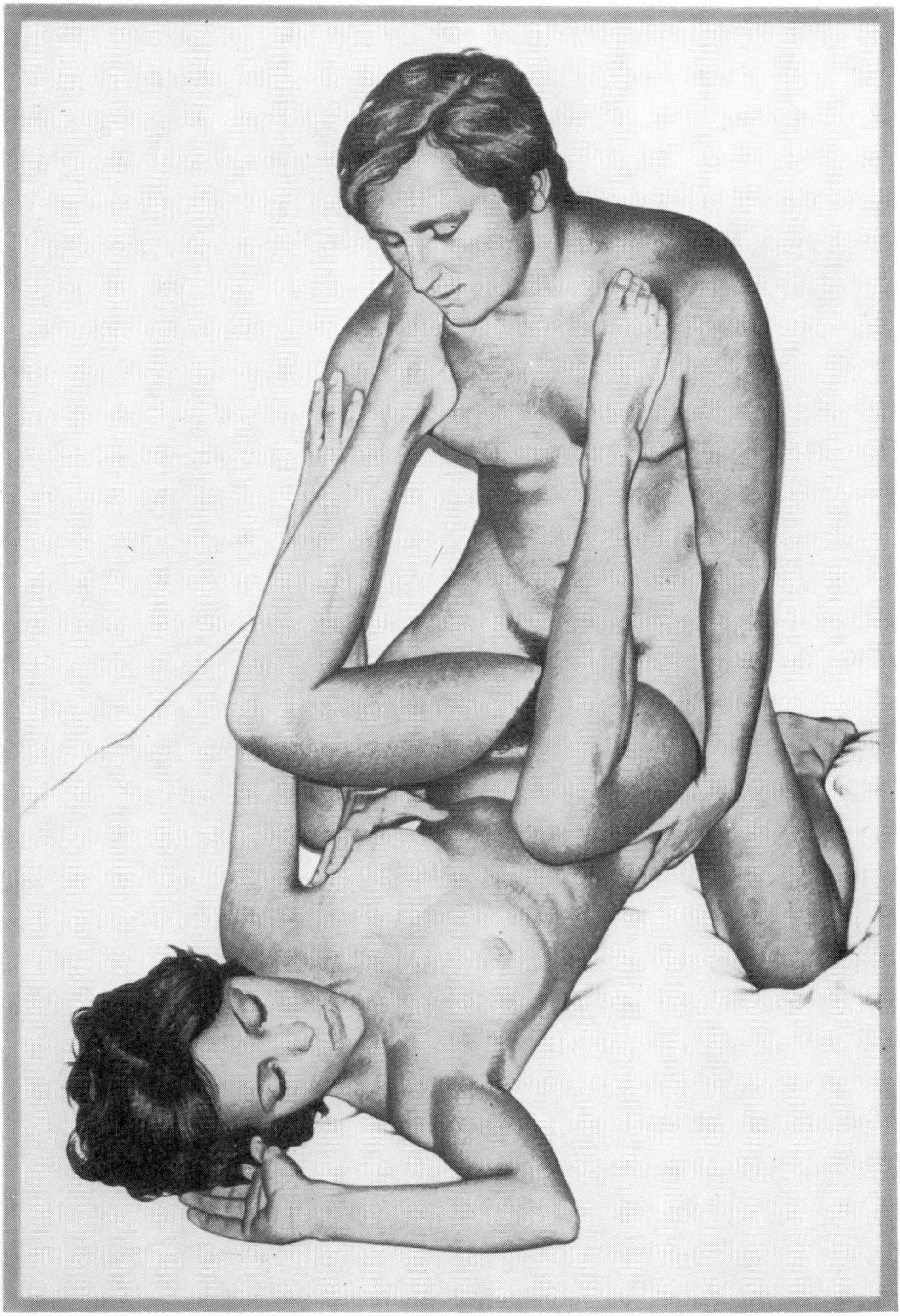

Avidarita Asana

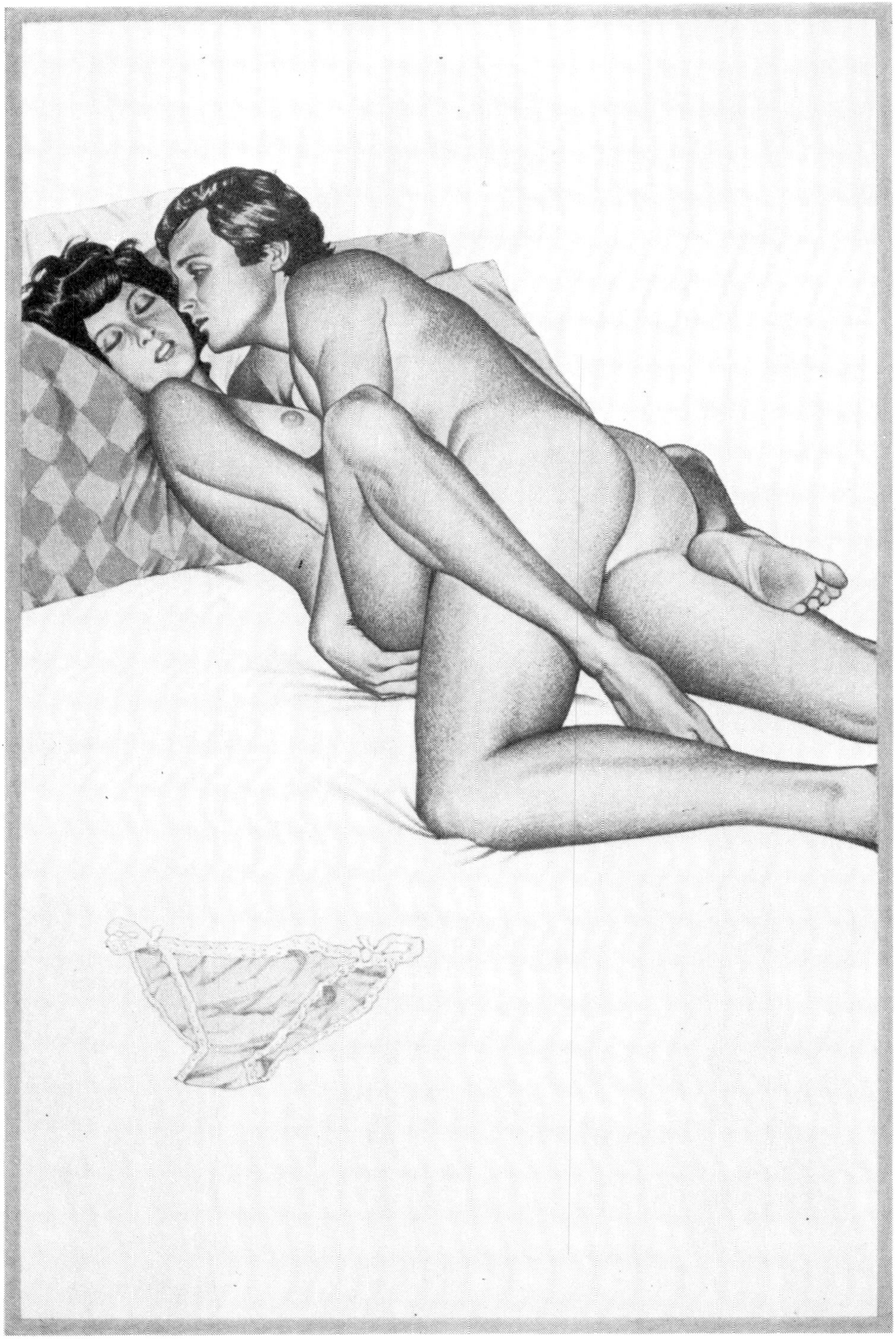

Sphutma Bandha

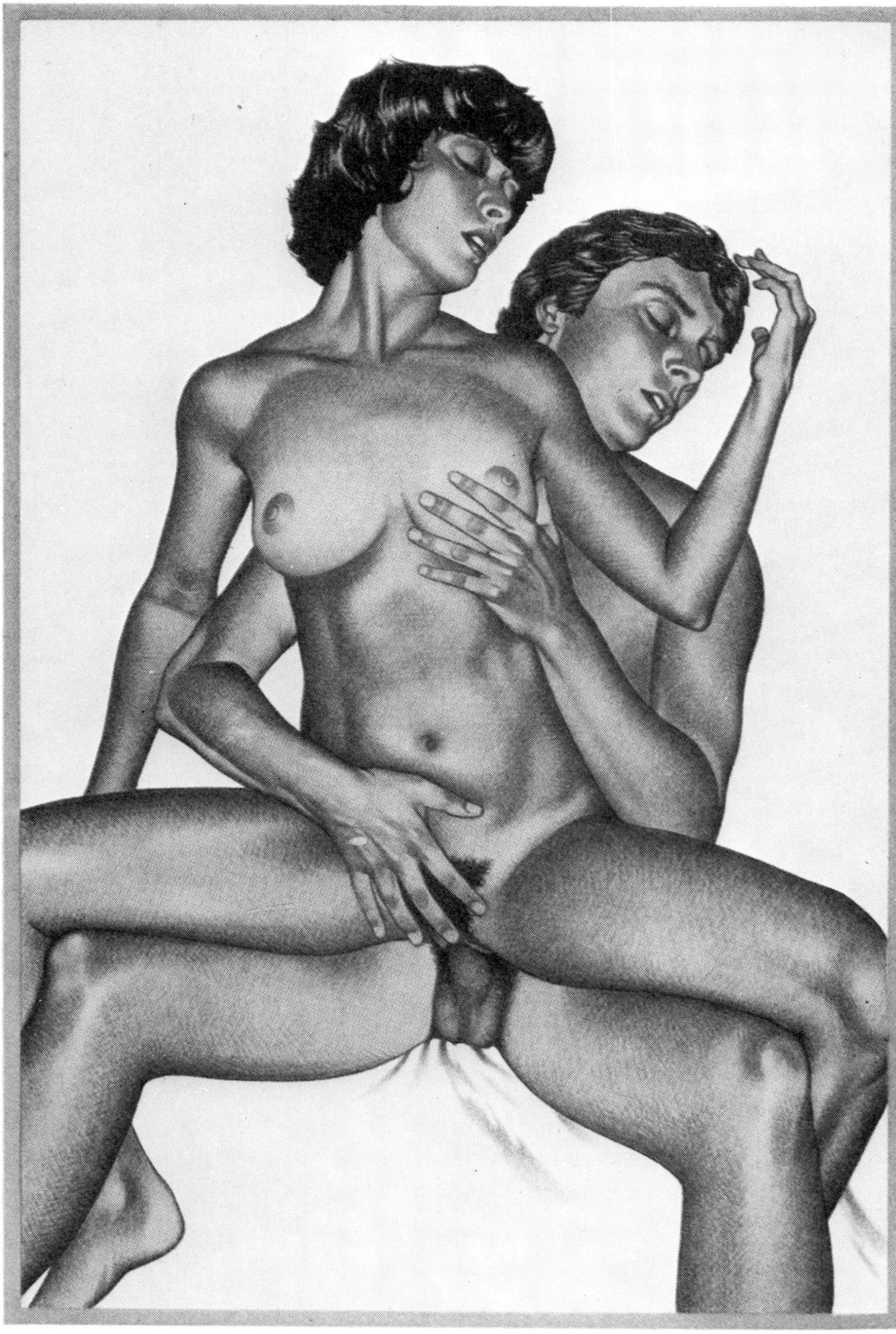

Yrimbhita Asana

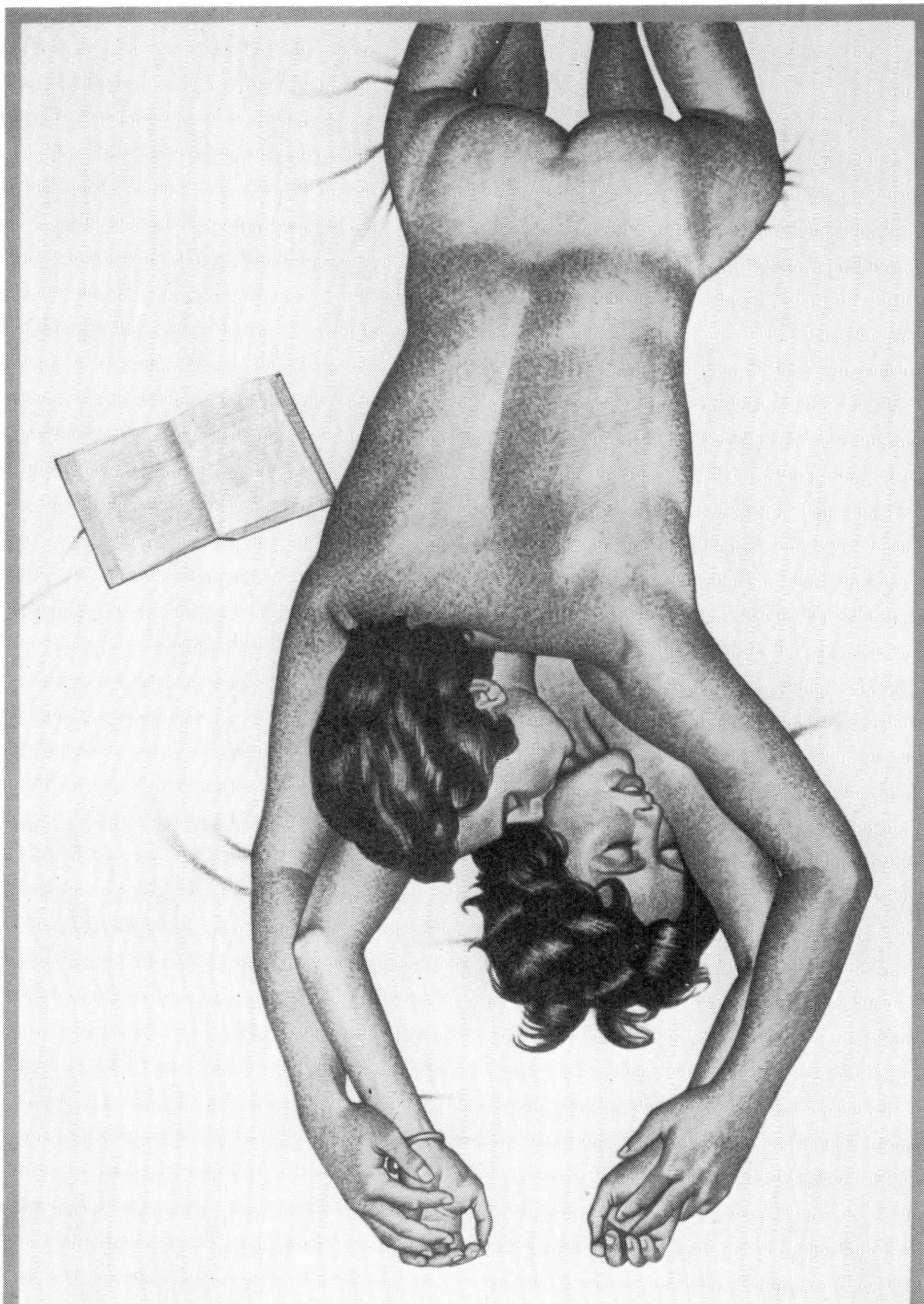

Puhapaka Asana

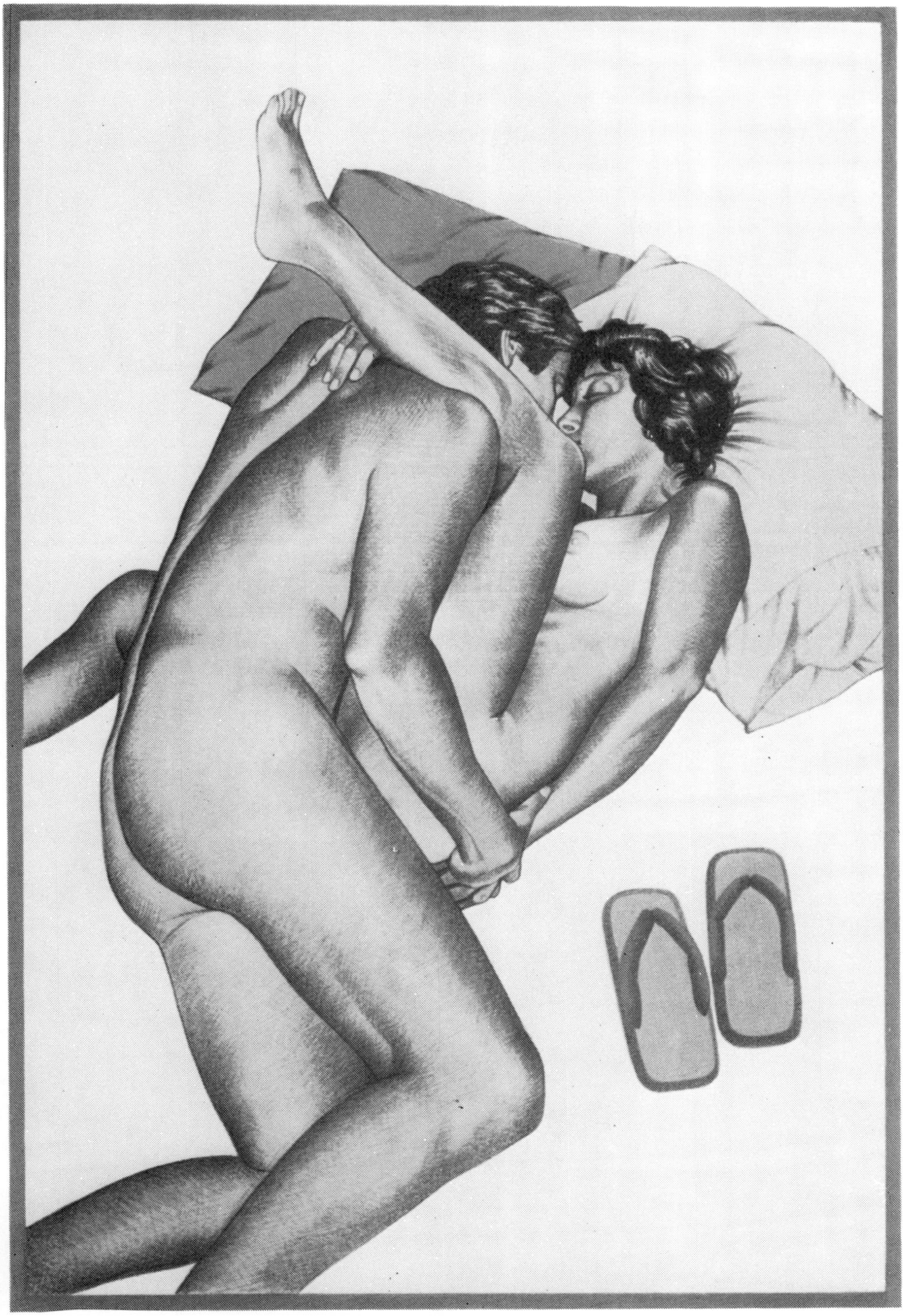

Lata Asana

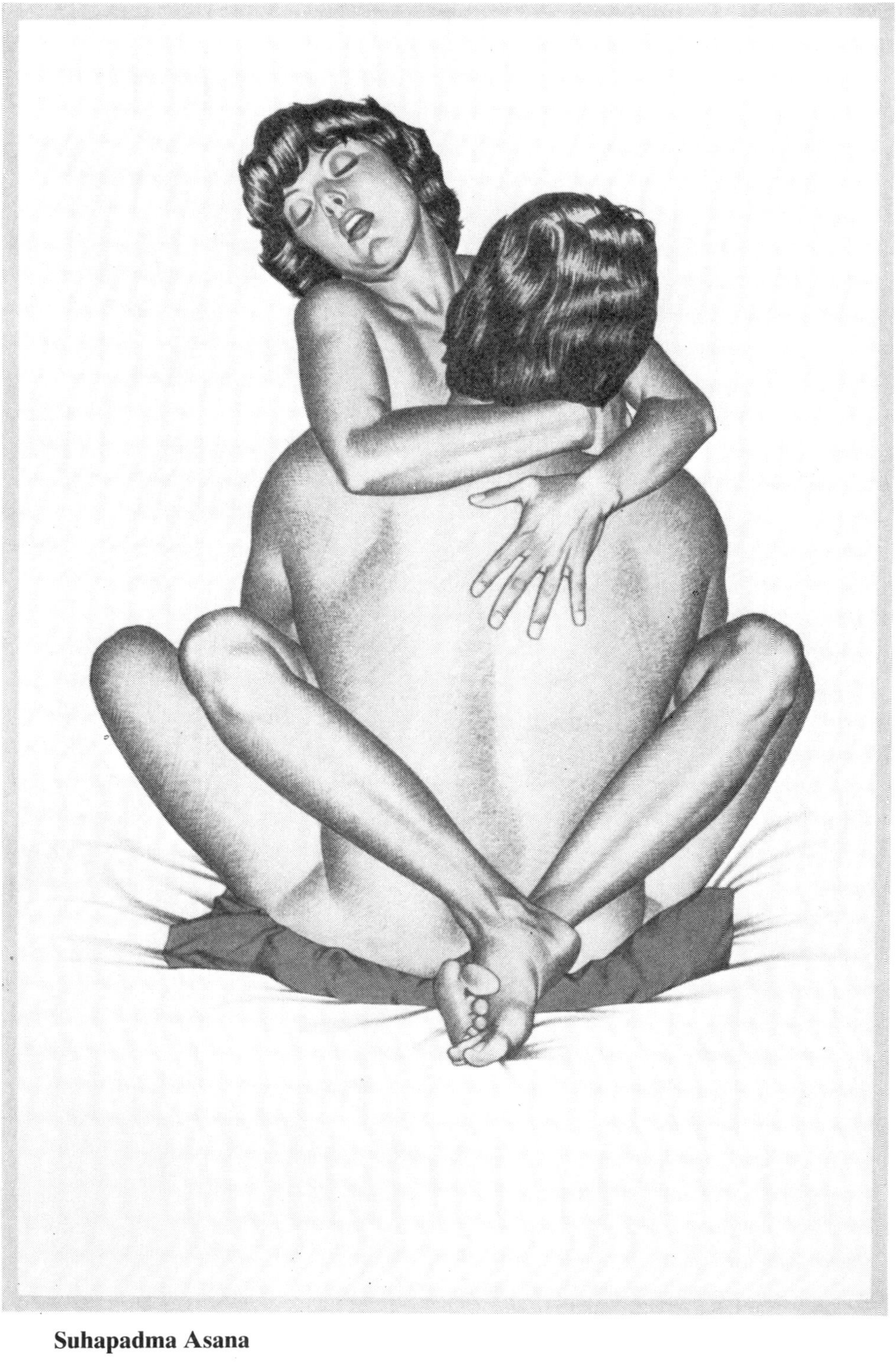

Suhapadma Asana

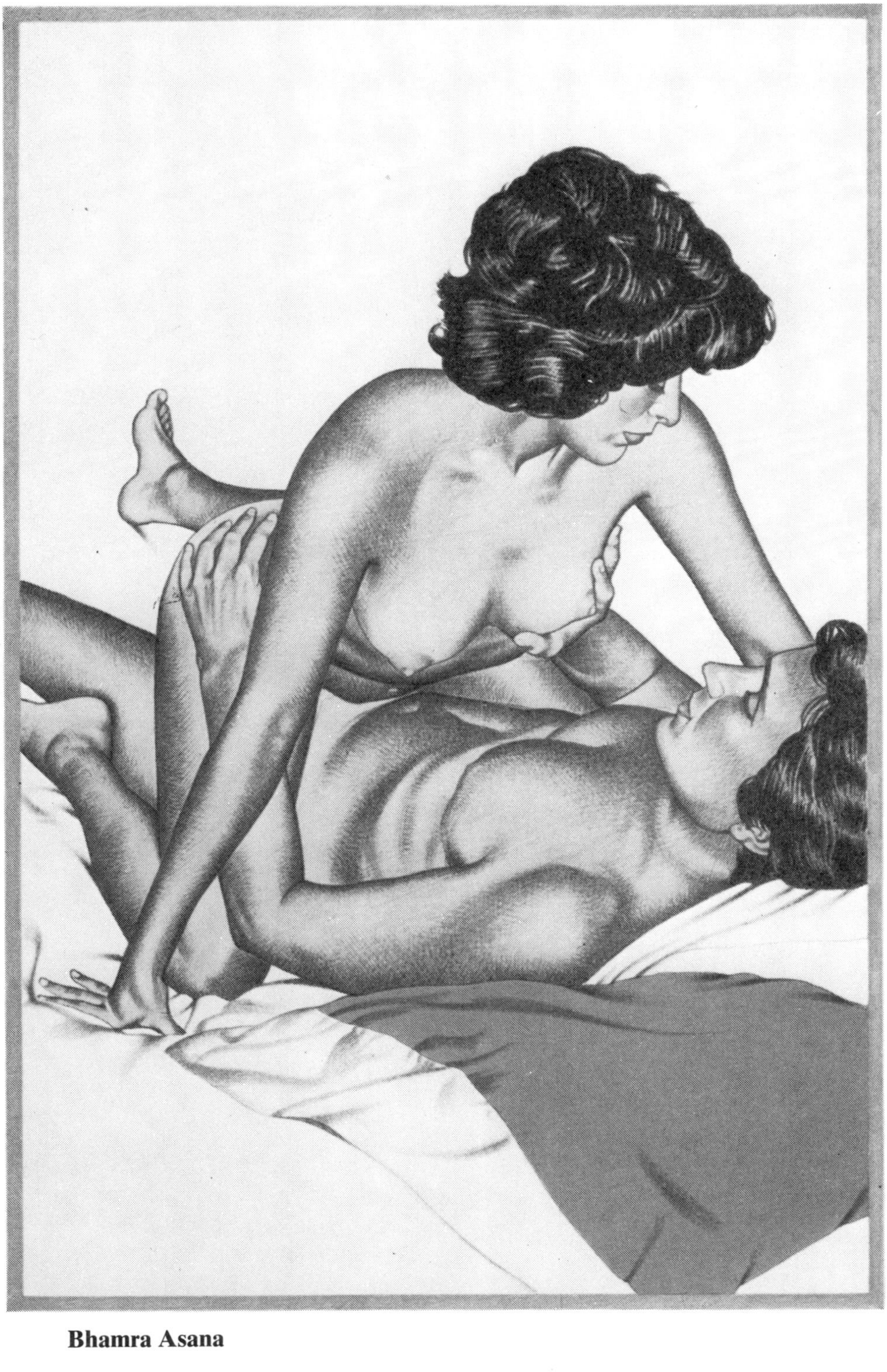

Bhamra Asana

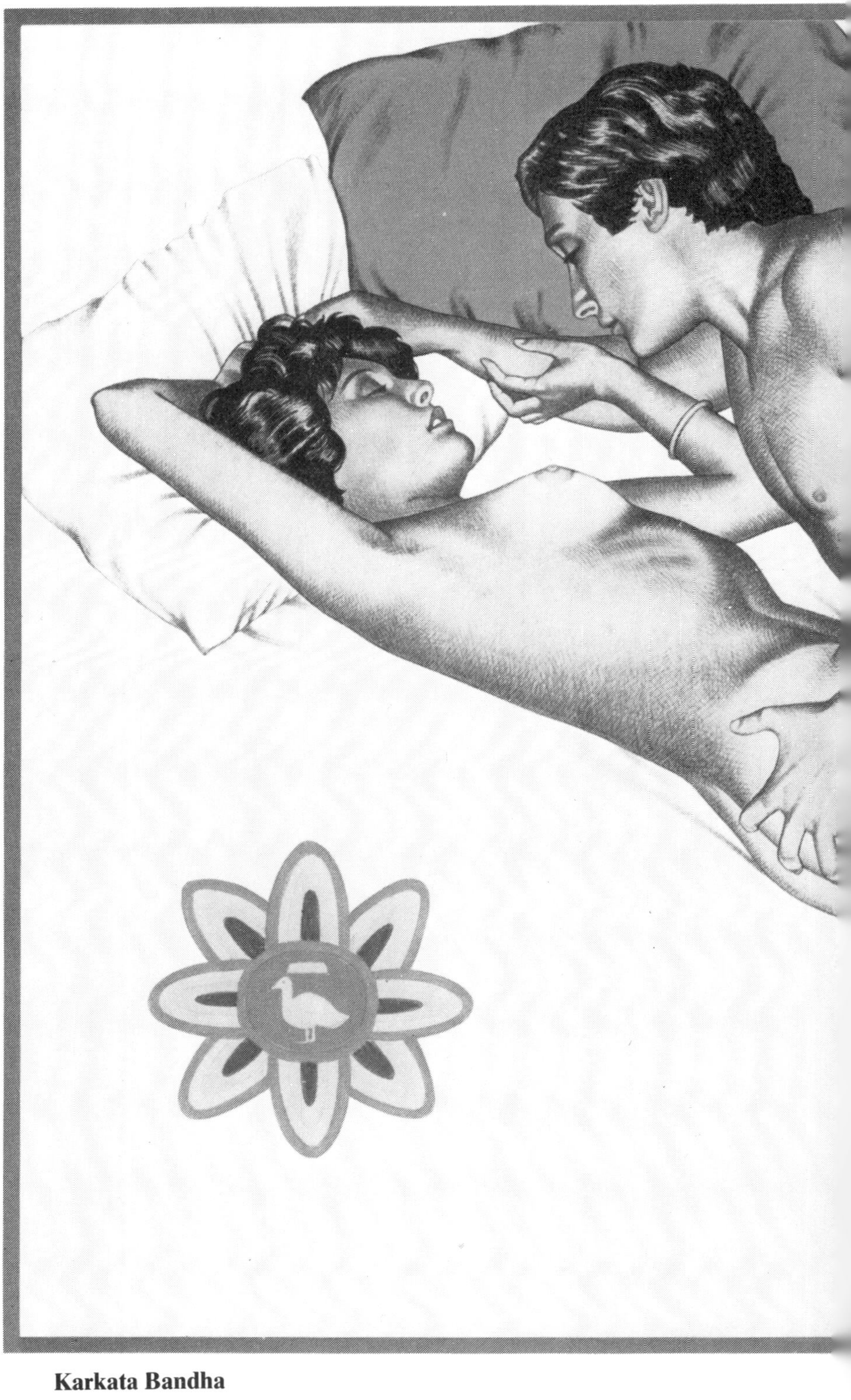

Karkata Bandha

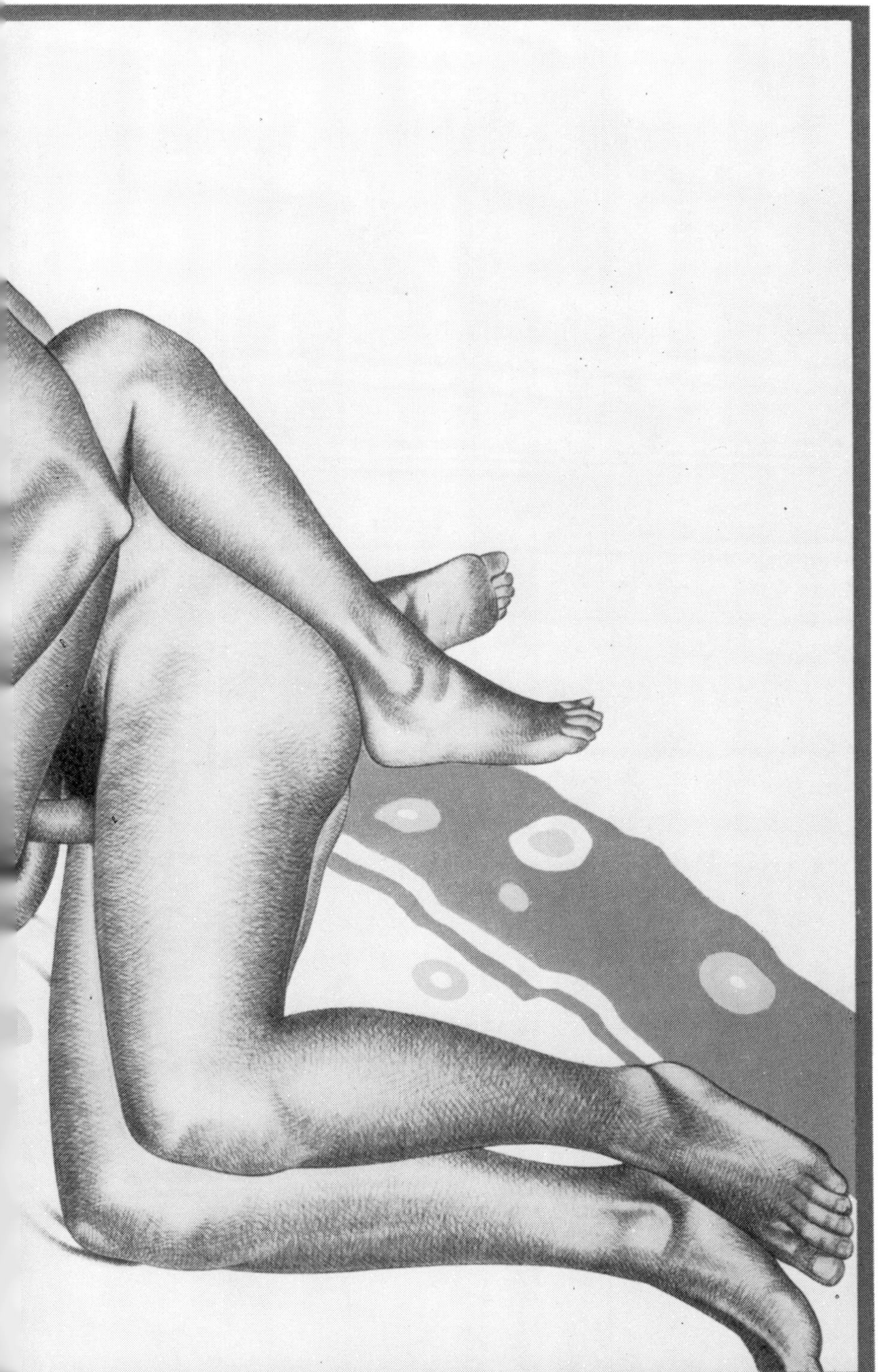

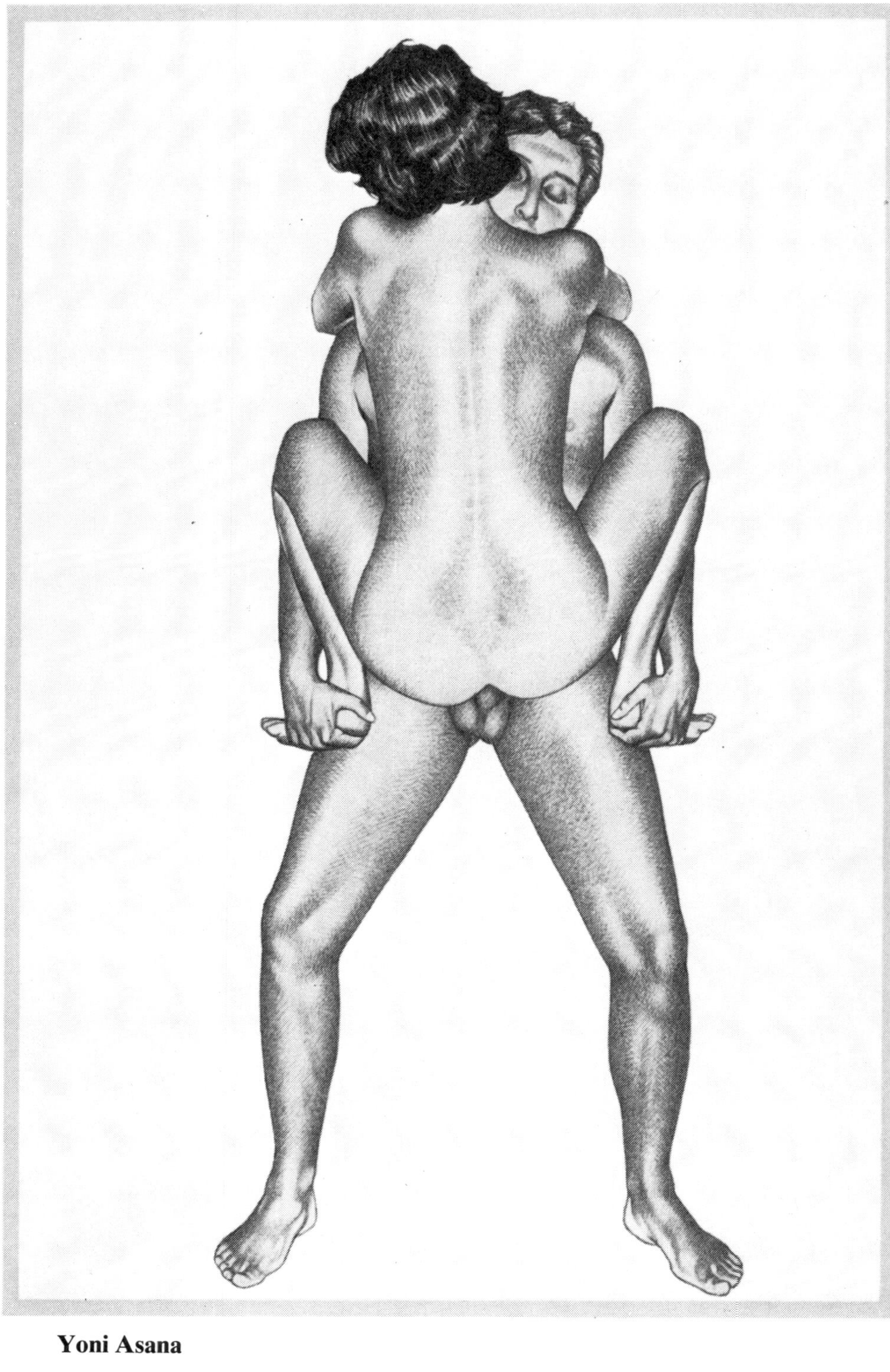

Yoni Asana

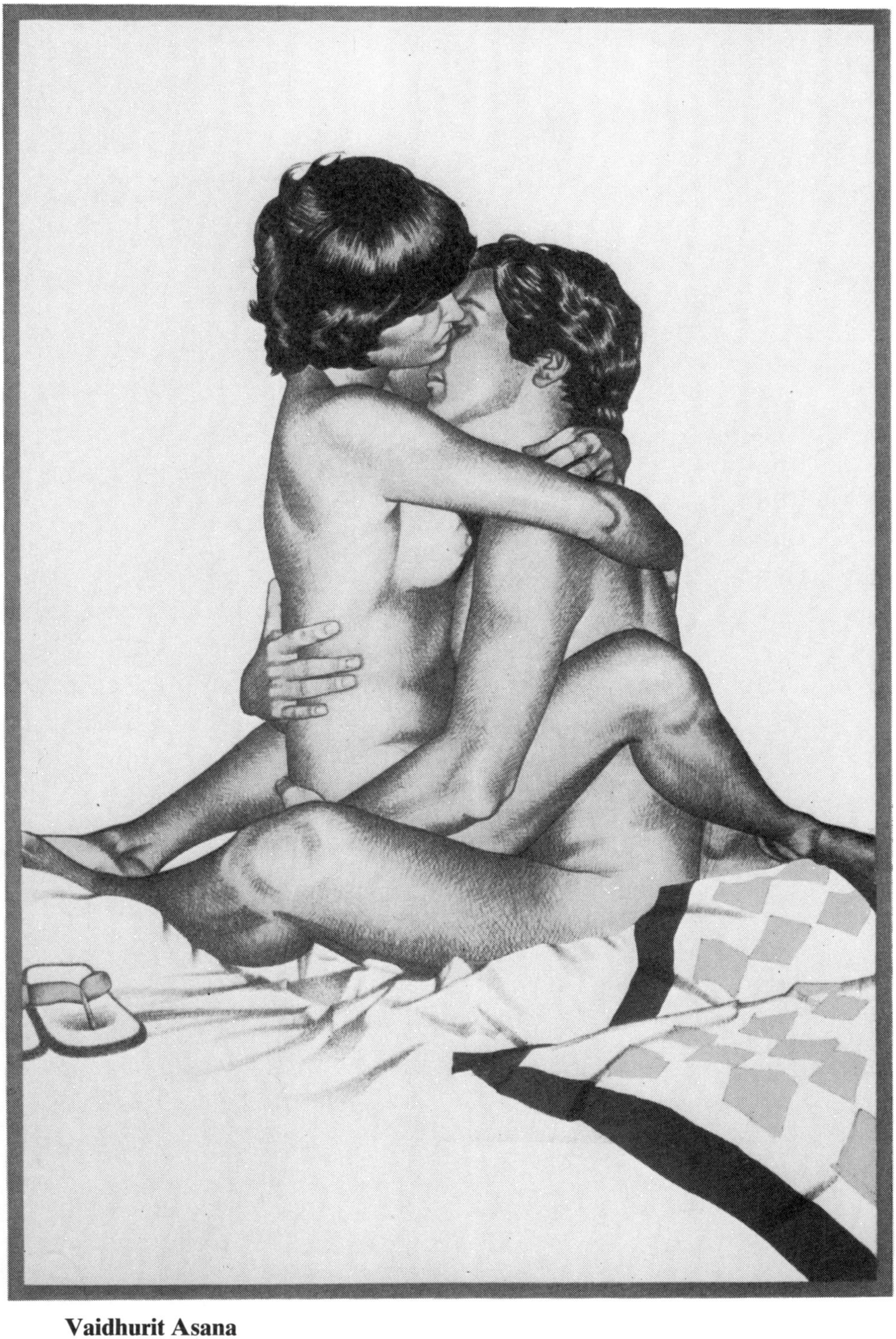

Vaidhurit Asana

Glossar

Ajna	die sechste Chakra, die zwischen den Augenbrauen liegt (wird manchmal das dritte Auge genannt)
Asana	Körperstellung
Auparishtaka	oraler Verkehr
Bandha	Asana = Körperstellung
Bhairavi	weiblicher Guru
Bhakti	mystische Erfahrung
Bindu	Samen
Bodhisattva	Ein erleuchtetes Wesen. Aus Mitleid bleibt der Bodhisattva in der Welt, um alle Lebewesen zu befreien.
Chakras	sechs Bewußtseinszentren und Zentren psychischer Energie im feinstofflichen Körper. Wegen ihrer Form werden sie auch oft ›Lotusse‹ oder ›Räder‹ genannt.
Dakini	weibliche Symbolfigur des Tantrismus. Das weibliche Energie-Prinzip, das mit Wissen und Intelligenz verbunden ist.
Dharana	Konzentration
Dhyana	Meditation, die wesentlichste Übung der Gedankenbeherrschung
Guru	spiritueller Lehrer, Meister. Auch ›spiritueller Freund‹ genannt.
Kama	Gott der Liebe
Kundalini	die Lebens-Energie, die wie eine schlafende Schlange in einer Höhle am unteren Ende der Wirbelsäule zusammengerollt liegt; genannt Schlangenkraft.

Lingam	männliches Geschlechtsorgan; Symbol des Gottes Shiva.
Maharaga	das Große Gefühl
Maithuna	sexuelle Vereinigung; gleichgültig ob symbolischer Natur oder tatsächlicher körperlicher Beischlaf
Mandala	Kreis. Mystisches Diagramm, das geistige Zusammenhänge versinnbildlicht und als Meditationshilfe dient.
Mantra	(Sanskrit-)Wörter oder Silben, die unhörbar sind oder laut gesprochen werden und in Gebeten, Beschwörungen und rituellen Formeln Verwendung finden. Auch ›das wirkende Wort‹.
Muladhara	eine der sechs Chakras, die zwischen Anus und Genitalien liegt. Sexual-Zentrum.
Nirvana	die geistige Befreiung, nachdem das rechte Wissen erlangt und die Idee der Persönlichkeit und des Ich überwunden sind. ›Zustand jenseits des Leidens‹.
Panchatattva	wörtlich: die fünf tattvas. In der Tantralehre die fünf Elemente oder ›fünf wahren Dinge‹, die im geheimen Ritual Verwendung finden. Es sind dies: Wein, Fisch, Fleisch, Getreide und Geschlechtsverkehr.
Parvati	Gemahlin des Gottes Shiva
Prana	Kosmische Energie. Lebenskraft. Träger von Geist und Bewußtsein. Der ›vitale Atem‹, die Kraft, die sich hinter dem Atem verbirgt.
Pranayama	Regulierung des Atemstromes zum Zwecke der Pranakontrolle
Purusha	kosmisches Bewußtsein
Samadhi	Zustand der tiefen Meditation, in dem

	Unterschied zwischen Subjekt und Objekt verschwindet. Selbsterkenntnis, Überbewußtsein.
Shakta	der rituelle männliche Geschlechtspartner
Shakti	die göttliche Gefährtin Shivas oder der rituelle Geschlechtspartner des Tantrikers. Die verborgene Kraft, die alles Geschaffene durchdringt.
Shavasan	Yogaübung der Entspannung
Shiva-Hochzeit	sexuelle Vereinigung, bei der die Partner vorübergehend ein göttliches Paar werden (= Maithuna = das geheime Ritual)
Tantrika	Sanskrit, Anhänger der Lehren des Tantra
Yab-yum	sexuelle Vereinigung, wörtlich »Vater-Mutter«
Yantra	symbolisches Bild, das als Meditationshilfe dient
Yidam	(vom Guru persönlich zugeordnete) symbolische Gottheit
Yogi	einer den Yoga Übender
Yogini	weibliche Übende des Yoga
Yoni	weibliche Geschlechtsteile. Im tantrischen Ritual kann es jedes Symbol sein, das die weiblichen Geschlechtsorgane darstellt.